アーユルヴェーダ式
からだとこころに効く
健康習慣61

きょうの毒出し

医学博士
蓮村 誠

主婦と生活社

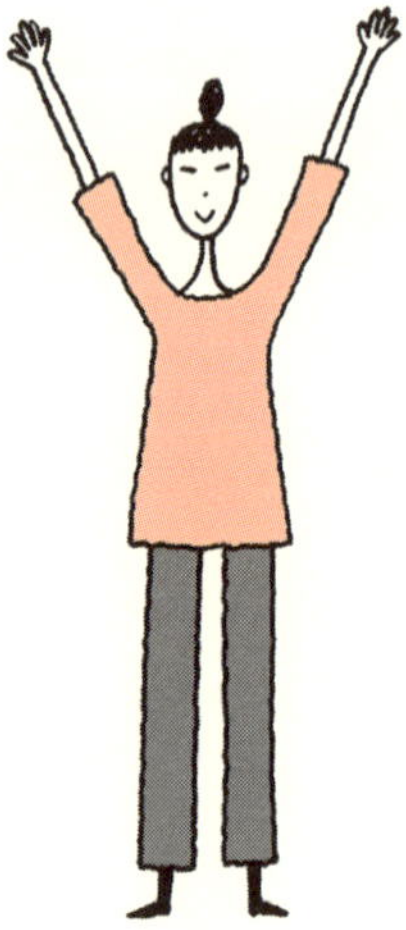

Introduction

この本のつかいかた

あなたは今、快適な毎日を送っていますか？　とても元気で健康かもしれないし、もしかしたら、慢性的に疲れがとれない、悩みを抱えていて毎日がストレスだらけ、という人もいるかもしれませんね。

今現在、とくに問題なく過ごしています、という人でも、実は自覚なしにこころとからだに毒をため込んでしまっている場合が多くあります。

そういうときは、はっきりと病気とは言えない症状があるもの。なんとなくいつも眠く疲れやすい。食欲もあまりなく、不安になりやすい。やる気が出ないし、イライラすることも多い…。

こうした症状は、どれも日常で誰もが経験するものなので、見逃したり、放置しがちです。

また、つい深酒してしまうことや、つい夜更かししてしまう、つい甘いものに手が伸びてしまう、ということもありますね。

こうした、なんとなくの症状や、ついなにかをしてしまうことに思い当たる人は、ぜひ本書『きょうの毒出し』を活用していただきたいと思います。

ここには、こころとからだの毒を出す方法が61種類そろっています。どれも、今日から気軽に取り入れることができるものばかりです。順番はありませんので、パラパラとめくって、その日にパッと目に入ったものから気軽にトライしてみてください。ひとつでも、ふたつでも、10個でも構いません。

どれにしようか迷ったときは、各毒出し法の頁最後にある「Dr.蓮村の毒出しPoint」という囲みを読んでみることをおすすめします。

その毒出し法がもたらす効果などを、わかりやすく簡単にまとめておきました。今の自分には、これが必要だな、とピンと来たら、「やってみましょう」のサインです。

毒を急激に出しすぎてはいけない

毒出しをするうえで大切なのは、無理をしないこと。**毎日、やりたいものをできる範囲でやることがポイントです**。無理してあれもこれもと欲張ると、かえってストレスがかかって続きませんし、負担になってしまいます。

たとえば、あなたのなかにたくさんの毒がたまっていたとしても、その毒は(いずれは毒出ししてしかるべきものなのですが)、今のあなたの一部であり、少しずつ取り除いていかないと、こころやからだの負担になることがあります。

どんなによいことだとしても、無理をすることは逆効果になってしまうことがあるのです。

本書で紹介する毒出し法は、すべて「アーユルヴェーダ」という、インドで数千年以上前から伝承されてきた医学に基づいたものです。

アーユルヴェーダというと、エステサロンなどでおでこにオイルをたらすヴィジュアルを思い浮かべる人もいらっしゃるでしょう(シロダーラと言います)。しかし、その範疇《はんちゅう》は美容にとどまりません。

アーユルヴェーダは医学です。とくに、本書で扱うのは、さらにその医学体系を、最新の科学理論に基づき再編統合した**「マハリシ・アーユルヴェーダ」**の知識。いわば、最古のものと最新のものが融合されているのです。

そこにあるのは治療法だけではありません。こころとからだはもちろん、行動や環境にも及ぶ、莫大な知識の集合体です。いつも健康で美しく、幸福な状態にあるための知恵の宝庫。それがアーユルヴェーダなのです。

アーユルヴェーダでは、**人生の目的は幸福の拡大である**、そして、**人生が進むにつれてどんどん幸せになっていくためには、常に快適な状態であることが大切である**、としています。

ですから、義務感や強迫観念で「やらなければならない」として取り入れるのではなく、無邪気に「やってみたいな」と思えるようなものを素直に取り入れてみることです。

今の生活習慣をガラッと変えたり、なにか特殊な毒出しメソッドにお金をかけたりするのは、やっぱり少し覚悟が必要ですが、この本の内容は毎日の生活のなかでできることばかり。楽しんで実践するうちに、こころとからだが軽くなって、いきいきとしていくことを実感できるはずです。それこそが、毒出しができていることを示します。

毒出し力＝消化力

ところで、知らず知らずのうちに私たちのなかにたまってしまう毒とは、いったいどんなものなのでしょうか？

その答えは、私たちそれぞれが持っている**「消化力」**が握っています。

「消化」というと、普段は食べものに対してつかうことが多いですよね。消化によさそうなお粥、消化に悪そうな油っぽい肉料理…というふうに。つまり、消化がよい悪いというのは、その料理が持っている性質ととらえることが多いかもしれません。

でも実は、その料理を消化できるかできないかという問題は、私たち自身の消化力にもっとも起因しています。どんなに消化によさそうなものを食べても、自分の消化力が弱ければ、結果、消化できなかったものが体内にとどまってしまうのです。

この消化できなかったもの＝未消化物が、いずれ、毒素となってしまいます。**毒素はあらゆる病気や不調の原因であり、冒頭の「なんとなく」「ついつい」の原因でもあります。**つまり毒素は、健康や幸福の拡大を阻む、困った存在なのです。

言ってみれば、消化力はエンジンのようなもの。どんなにたくさんのガソリン（栄養素）を注入しても、エンジンの性能が悪ければ、馬力もスピードも出ませんし、ガソリンが不完全燃焼を起こし、エンジンやパイプのなかに詰まってしまい、そのままにしているとやがて故障してしまいますよね。

これとまったく同じことがあなたの内側でも起こっています。**強く安定した消化力は、毒をためることなく健康に生きるために不可欠な要素なのです。**

日常で経験するあらゆる不調――便秘、疲れやすさ、無気力、イライラ、日中の眠気、腰痛、湿疹、肥満などは、すべて消化力の乱れによって、内側にたまってしまった毒が原因で起こっています。

からだの毒、こころの毒

毒の原因は、消化しきれなかった食べものだけではありません。

消化力は、からだだけではなくこころにも存在します。日々直面する出来事や、それに対する自分の感情などの経験を処理するのが、こころの消化力です。

体験したことは、消化しないと身になりません。ペットとの死別や、上司との摩擦によるストレスなどのつらく悲しい体験。恋人と過ごした誕生日や、業績が社内で評価されるなどの嬉しく幸せな体験。いずれも、その仕組みや起こった意味などを検証し、そこから学ぶことでこれからの人生に生かす、というのが消化のプロセスです。

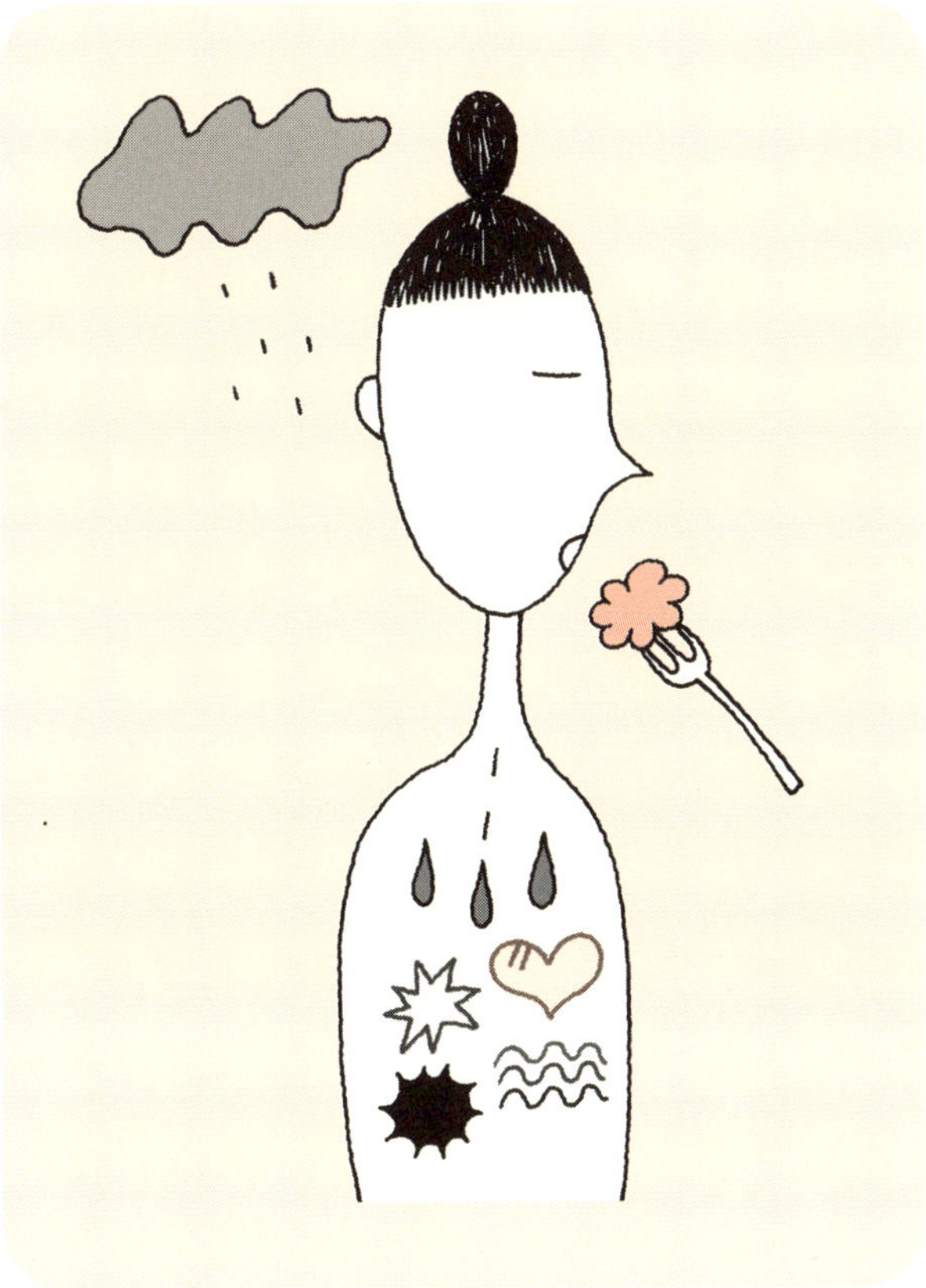

体験は、消化力が弱いといつまでもこころのなかで処理しきれず、やがて毒素となってしまいます。その毒素は、抑うつや不安神経症などの、こころの病気を引き起こしてしまうのです。

こころとからだは影響し合っています。毒のたまりにくいこころを育むことは、健康なからだをつくることに繋がっていきます。

毒出しすると魅力が輝き出す

この本に書かれていることを実践していくと、こころとからだの毒出しが自然にできていきます。また、それだけでなく、毒をつくりにくい体質に変えていってくれます。

すると、「なんとなく」「ついつい」の症状が、だんだんと減っていきます。夜更かしをせずよく眠れるようになり、朝すっきりと起きられるようになり、暴飲暴食をすることなく、くよくよ悩まなくなり、自分に自信を持つことができ、楽しいことがたくさん起こるようになっていきます。心身が本当の意味で調子よくなっていくのです。するると、毎日が幸せになり、内側から自分がいきいきとしはじめます。毒出し力がアップすると、その人が魅力的に輝いていくのです。

毒出しと体質の関係について

世の中には、さまざまな健康法や毒出し法があります。これを食べると健康によい、これを行えばデトックスできる…。いったい、どれが正しいのか困惑することもあるでしょう。

アーユルヴェーダでは、その健康法を取り入れるその人の状態を最重要視します（消化力もそのひとつです）。その健康法が正しいかどうかではなく、体質に合っているかどうかがポイントである、と考えるのです。

ですから、本来、自分に合った食べものや健康法というのは、その人によって異なってくるわけです。


アーユルヴェーダでは、「風」「火」「水」の3つのエネルギーバランスによって、その人の体質を判断します。

「風」が強い人は、ほっそりスマート、風のように活動的で発想豊かですが、消化力もこころの動きも落ち着きがなく不安定になりやすい。

「火」が強い人は、スタイルや肌ツヤがよく、炎のように情熱的で面倒見がよいのですが、皮膚炎を患いやすく、その正義感からイライラしがち。

「水」が強い人は、魅力的な黒い瞳で、水のようにしっとりと落ち着いた魅力を持ち、優しい包容力にあふれていますが、ちょっと頑固で保守的、便秘にもなりやすい。

というような具合です。

ちなみに、3つのエネルギーの根底には、それぞれ「軽い」↕「重い」、「熱い」↕「冷たい」など対になる20の**「質」**が存在します。これらは自然界で起こるすべての出来事をつくりあげる要素と考えられています。

本書では、アーユルヴェーダの知識のなかから、「風」「火」「水」のすべての体質の人に適している毒出し法だけを選りすぐっています。ですから「この健康法は私に合っているかしら?」と不安になる心配はありません。どうぞ、毒出しというものを気軽に毎日の生活に取り入れてみてください。

では、そろそろ準備ができましたね。いよいよこれから本文です。自分なりの毒出しを楽しんでください。

きょうの毒出し　Contents

Introduction……3

Part 1 朝晩の毒出し……22

朝

毒出し❶ 5分トイレに座ってみる……24
●もっと詳しく知っておきたい「便秘」のお話……26

毒出し❷ 舌のお掃除をする……28
●寝ているあいだにたまった毒を出す　舌磨きのしかた……30

毒出し❸ 清潔な下着を身につける……31

毒出し❹ 朝食を軽めにする……34
●軽めの朝食メニュー例　ムングダールのスープのつくりかた……36

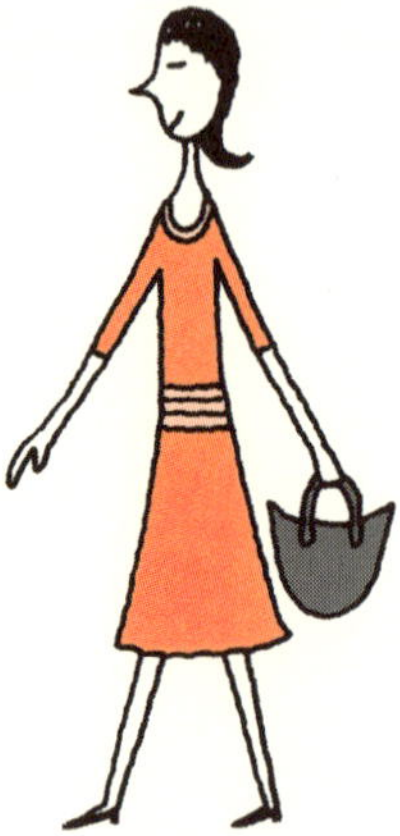

Contents

毒出し❺ 食器をひとつ洗う……38
毒出し❻ 軽い運動をする……40
毒出し❼ オイルマッサージをする……42
●からだを浄化する
マッサージオイルのつくりかたとマッサージのやりかた……44
毒出し❽ オイルうがいをする……50

晩

毒出し❾ 夕方に30分のブレイクタイムをとる……52
毒出し❿ 夕陽を10分眺める……54
毒出し⓫ 夕方に完熟フルーツを食べる……56
毒出し⓬ 夕食は20時までにいただく……58
毒出し⓭ 麦飯やお蕎麦を夕食に……60
毒出し⓮ ネバネバ食品は避ける……62
毒出し⓯ 夜はぬるめのお風呂に短く入る……64
●朝や夕方はゆっくりと　正しい半身浴のしかた……66
毒出し⓰ 入浴後はすぐ髪を乾かす……68
毒出し⓱ セックスは夜22時までに……70

毒出し18 夜21時にはモニタから離れる……72
毒出し19 早くベッドに入る……74
●充実した活動を生み出す 質のよい「睡眠」のお話……76
毒出し20 寝る前にマッサージをする……78

Part 2 食で毒出し

……80
毒出し21 「純粋な質」の食事をする……82
毒出し22 白湯を飲む……84
●魔法の飲みもの 白湯のつくりかた……86
毒出し23 飲みものはホットをチョイス……88
毒出し24 全粒粉の無発酵パンを食べる……90
●家で手軽につくれる無発酵パン チャパティのつくりかた……92
毒出し25 おやつにドライフルーツを食べる……94

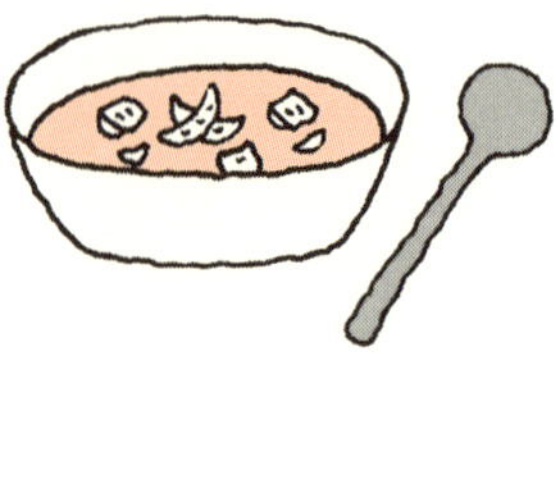

Contents

毒出し㉖ 加熱したものを食べる……96
毒出し㉗ バランスを乱す食べものを避ける……98
毒出し㉘ 食事の前にジュースを飲む……100
毒出し㉙ 毎食、あたたかいスープを飲む……104
●おすすめスープメニュー
揚げ車麩と炒め野菜のスープのつくりかた……106
毒出し㉚ 調理にギーをつかう……108
●滋養にあふれた油 ギーのつくりかた……110
毒出し㉛ 料理に氷砂糖をつかう……112
毒出し㉜ しょうがを食べる……114
毒出し㉝ 生はちみつを食べる……116
毒出し㉞ ホットミルクを飲む……118
毒出し㉟ 新鮮な野菜を食べる……120
毒出し㊱ 毎食、6つの味を食べる……122
毒出し㊲ 料理にスパイスをつかう……127
●消化を助けてくれる ミックススパイスを活用しよう……130
毒出し㊳ 空腹で食事をとる……132
毒出し㊴ できたての料理をいただく……134
毒出し㊵ 食後にゆっくり歩く……136

Part 3

こころの持ちかたで毒出し……138

毒出し41 瞑想をする……140
●朝と夕方の2回が理想　簡単リラックス瞑想法のすすめ……144
毒出し42 体質に合った身だしなみを意識する……147
毒出し43 部屋の換気をする……152
毒出し44 いらないものを捨てる……154
毒出し45 明るい部屋に住む……156
毒出し46 自然の美しい音を聴く……158
毒出し47 階段をつかう……160
毒出し48 よく笑う……162
毒出し49 オナラをがまんしない……164
毒出し50 全体を見て計画を立てる……168
毒出し51 贈りものをする……170
毒出し52 頑張らない……172
毒出し53 運のよい人と仲良くする……174

Contents

毒出し54 つき合う相手を選ぶ……176
毒出し55 教わる姿勢を忘れない……178
毒出し56 日記を書く……180
毒出し57 ネガティヴなものに触れない……182
毒出し58 やさしい話しかたをする……184
毒出し59 怒りで人を攻撃しない……186
毒出し60 悲しいときはきちんと泣く……188
毒出し61 本当のことだけ言う……190

おまけ
ある日の毒出し
●お勤めの日……192
●お休みの日……194

Epilogue……196

マハリシ・アーユルヴェーダ関連のお問い合わせ先一覧……199

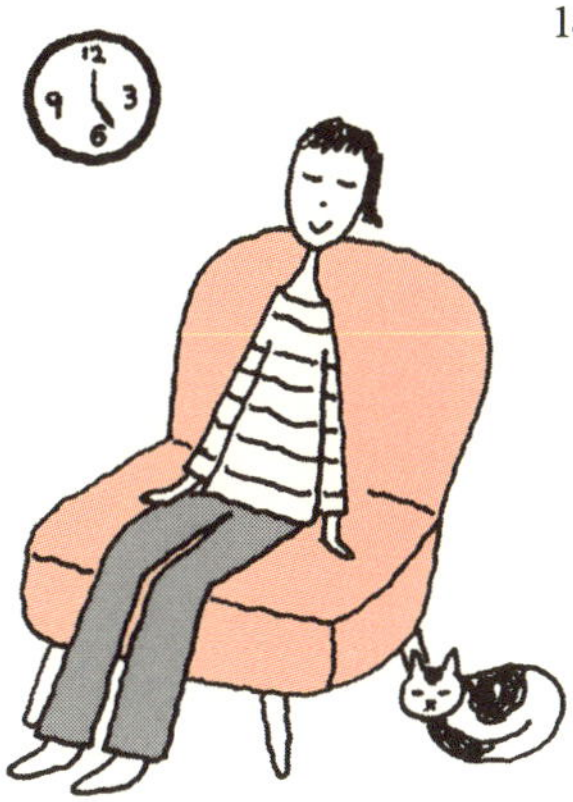

Part 1

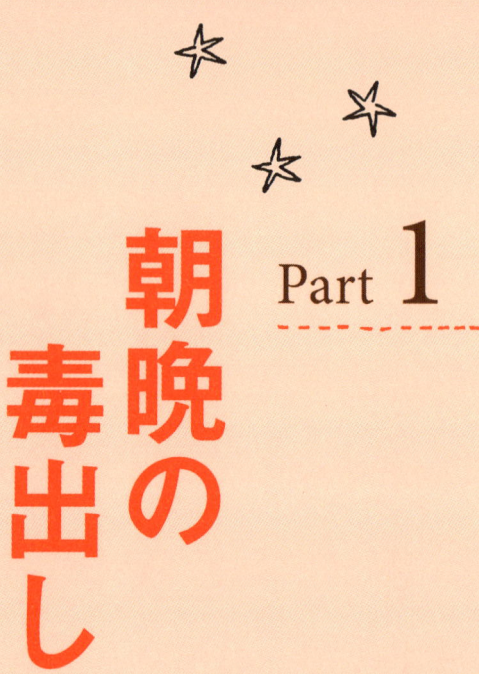

朝晩の毒出し

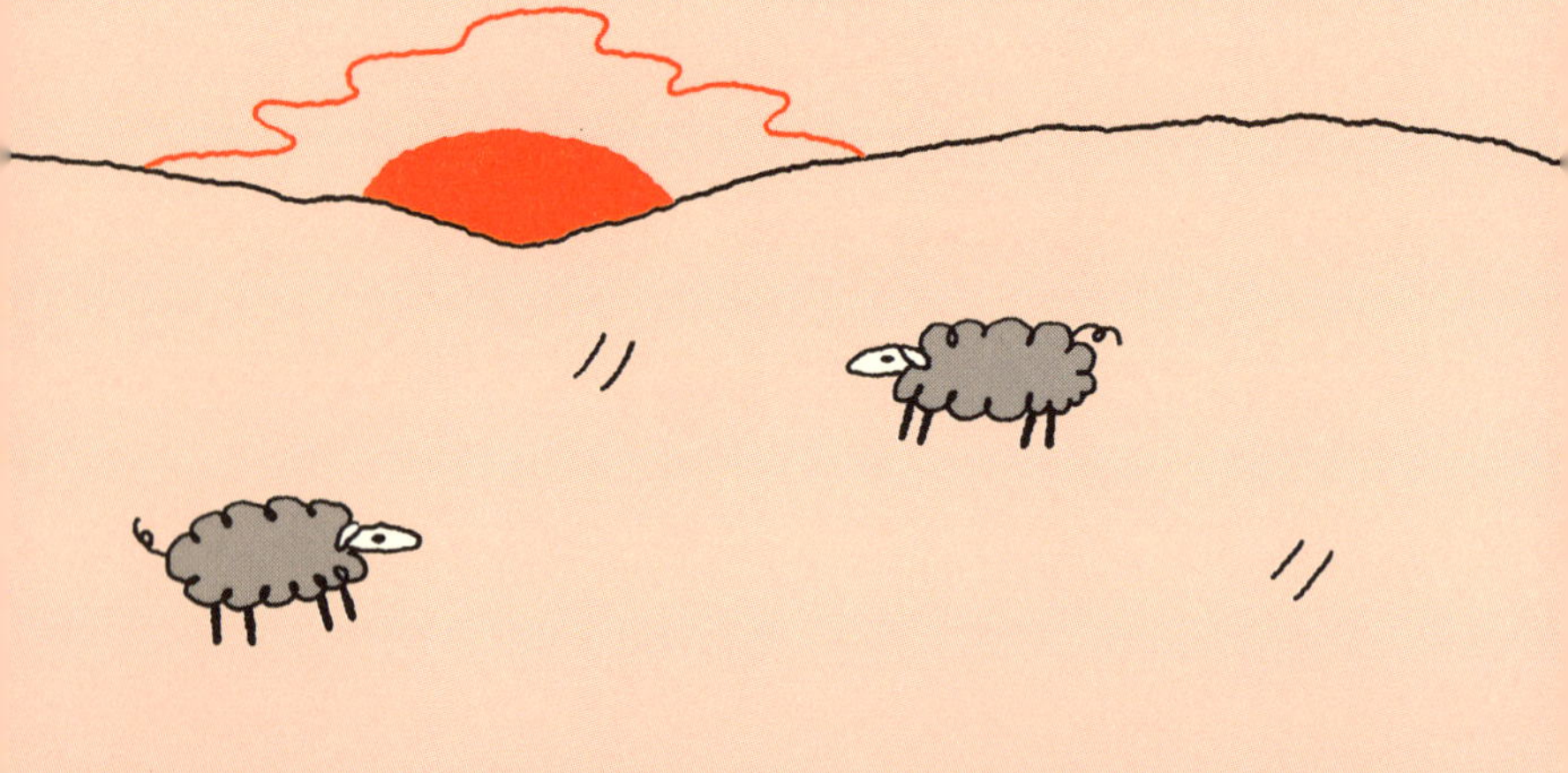

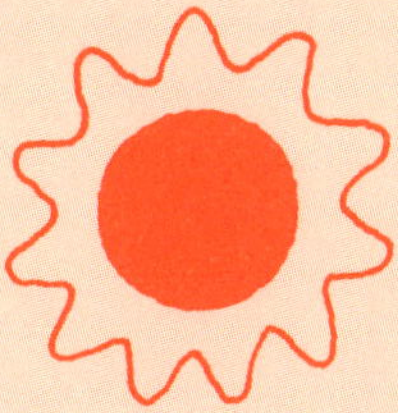

忙しい朝と、疲れがたまってくる
夕方から夜にかけては、
1日のなかでも格好の毒出しタイムです。
この時間だからこそできる
毒出しメソッドをご紹介しましょう。
いつもの習慣にちょっとプラスしたり、
少しだけそのために時間を
割いてみることで、
驚きの毒出し効果が！
ぜひ、気になる項目から
トライしてみてください。

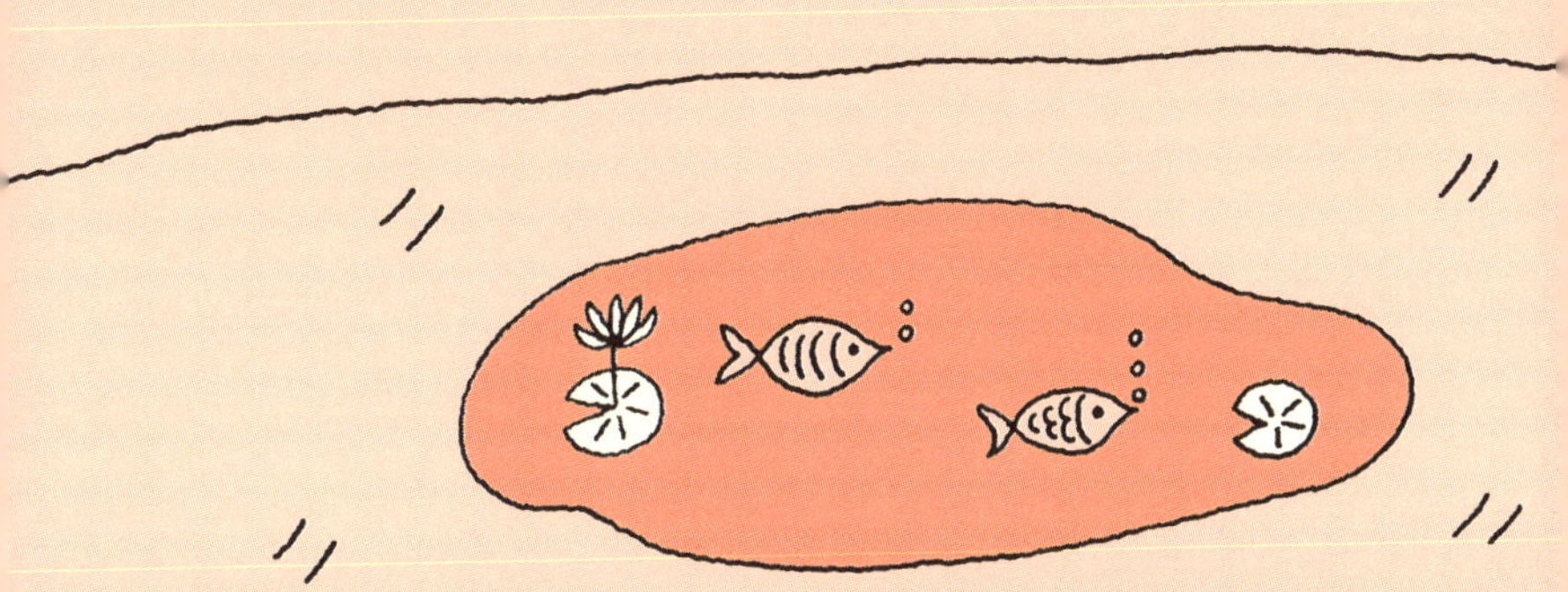

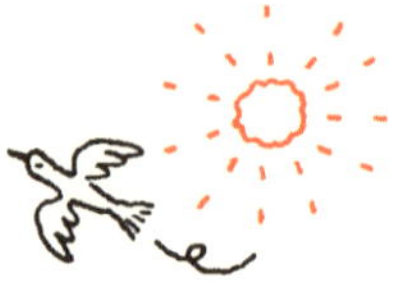

毒出し❶
5分トイレに座ってみる

朝の正しいお通じは、健康で、毒素のたまりにくいからだをつくります。

朝起きてから家を出るまでに、ラクに排泄できると、1日気分がいいですよね。

しかし、とくに女性の生理機能はデリケートですから便秘になりがちです。

ちなみに、毎日排泄があるから私は便秘じゃない、と考えるのは少々早合点かもしれません。自覚のない「かくれ便秘」の人は意外といるのです。

以下の条件をすべて満たせば、理想的なお通じと言うことができます。

- 毎朝必ず、力まず自然に気持ちよく排泄される
- 適度な硬さで、バナナ状の形である
- 色が薄くてニオイが少なく、水に浮く

毎日お通じはあるけれども水に浮かない、力まないと出ない、コーヒーや煙草、

強い腸マッサージなどの刺激に頼っている…など、当てはまらない部分がひとつでもあれば、あなたは便秘です。

規則正しく快適なお通じのために、朝起きたら、コップ1杯の白湯《さゆ》（P84）を飲みましょう。そして、時間を決めて5〜10分ほどトイレに座ってみます。

最初は便意を感じず、ただ座っているだけになってしまうかもしれませんが、何日か続けるうちに、だんだんからだがその時間を「お通じタイム」と認識しはじめてくれます。まずお腹が張ってガスが出るようになり、その後何日かに一度はお通じがあるようになります。やがて毎日するっと出るようになるでしょう。

Dr.蓮村の毒出しPoint

朝、決まった時間に快適なお通じがあることは、胃腸が元気なしるし。食べたものがきちんと消化吸収されていますから、からだに毒素がたまりません。

お通じがない日は、肩こりや頭痛に悩まされることがありませんか？　それは流れが滞っているから。続くと深刻な症状に繋がってしまいます。正しいお通じは病気の予防にもなりますし、からだをより健康で正常な状態にしていくための近道でもあるのです。

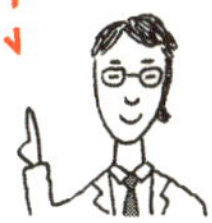

もっと詳しく知っておきたい

●「便秘」のお話

アーユルヴェーダでは「便秘は万病のもと」と言われています。

前頁で説明した理想的なお通じの条件を再度確認してみてください。当てはまらない部分がひとつでもある場合は便秘です。便秘とは「何日も出ない状態が続く」ことではありません。「お通じが理想的な状態ではない」ことなのです。

便秘には、大きく分けて3つのタイプがあります。

Ⓐかたくて水分の少ない「コロコロタイプ」
Ⓑやわらかくて下痢っぽい「ゆるゆるタイプ」
Ⓒ拭いたら紙につく「ねっとりタイプ」

一般的に便秘のイメージが大きいⒶ。大腸の働きが不安定なことでカチカチになり、出にくくなります。寝不足や不規則な生活、からだを冷やすなどのライフスタイルは消化力を不安定にさせ、この状態を促進してしまいます。

Bはいわゆる軟便です。もともと小腸は熱の質を持つ場所ですが、過度の飲酒、過労、辛いものを食べる、いつも怒っているなどのライフスタイルで、小腸の熱が下に降りてしまいます。Bの状態で排泄があるときに、肛門がひりひりすることがありますね。これは小腸の熱が乱れているからなのです。

Cは一見便秘とわかりづらく少々やっかいです。重い質の食べもの（砂糖、乳製品、クリーム、納豆やバナナ、とろろなどネバネバ、どろっとしたもの）を多く食べてしまうと、未消化をおこしやすくなるのですが、Cの排泄には、未消化の毒素が多く含まれているから粘度があるのです。いつまでもぺたっとおしりにくっついている感じと、毒素による臭いがあるのが特徴です。

正しいお通じがないということは、食べたものをきちんと消化・吸収できていないということ。未消化物（＝毒素のもと）がからだにたまりやすくなっています。ちいさな不調から大きな症状まで、すべての病気は、からだに毒素がたまってしまうことからはじまります。ですから、正しいお通じのあるからだをつくっておくことはとても大切なのです。

毒出し❷

舌のお掃除をする

朝、気持ちよく目覚めたら、まず直行していただきたい場所があります。

それは洗面所。

鏡の前で舌を出してみてください。さて、いったいどんな状態でしょうか？ ネバネバして嫌な味がしたり、舌苔《ぜったい》がべったりとこびりついていたら、それは毒素がたまっているサイン。食べたり飲んだりして体内に入ったものがきちんと消化されないと、未消化物＝毒素となり、からだの各所に蓄積されていきます。それが夜のあいだに血流にのって運ばれ、翌朝、舌の上に出てくるのです。これが舌苔です。

舌苔の色は、人によって、また、前日食べたものや体調によって、少し茶色だったり、黄色っぽかったり、白だったりしますが、いずれの状態も体内に毒がたまっていることを示します。取り除くことで、からだの毒素が減ります。

舌のお掃除は、歯を磨いたあとに行います。タングクリーナーというU字の専用金属製へらを用意しましょう(インターネットなどで手に入ります)。

クリーナーはゴールドメッキがベストですが、プラチナやシルバーのものでも構いません。プラスチック製は避けたほうがよいでしょう。また、歯ブラシで舌の上をこするのは絶対にやめてください。味を感じる味蕾《みらい》という舌上の組織を傷つけてしまいます。クリーナーが手に入らない場合は、シルバースプーンで代用。さじの部分を舌に当てて、やさしくそぐようにして舌苔を取りましょう。

それから、舌苔は朝10時を過ぎると体内に逆戻りしてしまうという、恐るべき特性を持っています。それまでに取り除いてあげましょう。

Dr.蓮村の毒出しPoint

舌の上の毒素を取り除くと、すっきりとさわやかに1日を過ごすことができます。それから、口臭などのさまざまな「ニオイ」に悩んでいるかたにも、舌のお掃除はとても効果的。食べるものの味も繊細な部分までわかり、おいしく感じられるようになります。

とても気持ちがいいので、くせになり、毎日続けたくなると思います。毒素がなくなっていく爽快感を楽しんでくださいね。

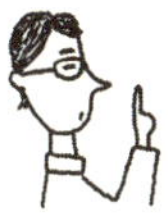

寝ているあいだにたまった毒を出す

●舌磨きのしかた

シルバースプーンでも代用できますが、専用のタングクリーナーの使いやすさや舌苔の取れ具合は感動ものです。ぜひ使用していただきたいと思います。

用意するもの

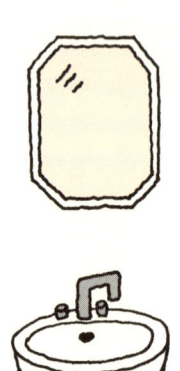

金属製のタングクリーナー
（ゴールドメッキ製のものがベスト）
または小さめのシルバースプーン

舌磨きのしかた

タングクリーナーの両端を持ち、Uの部分を舌の奥にやさしく当てて、手前に軽く引く。これを2～3回繰り返したら、口をゆすぎます。

＊スプーンをつかう場合は、さじの端の部分を舌の奥に当てて同様に。

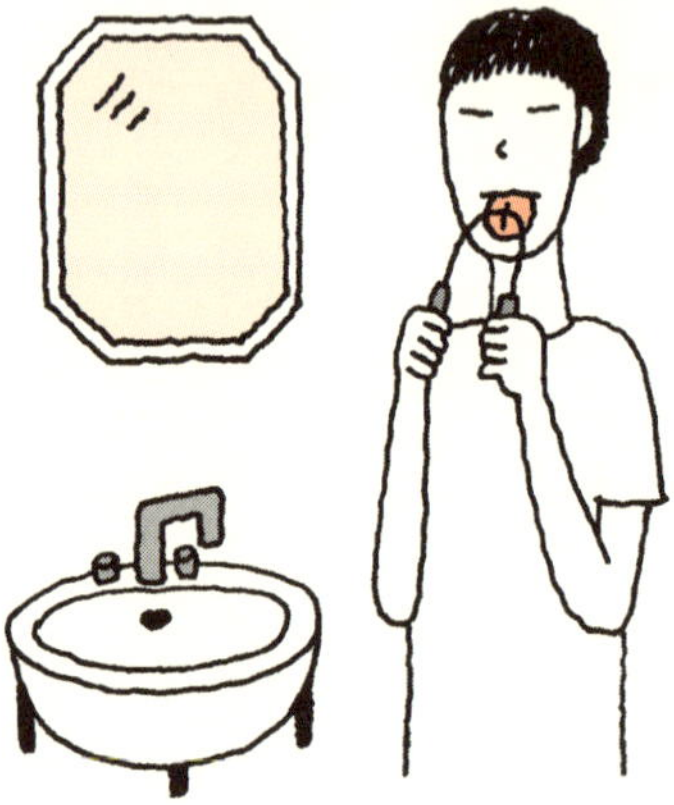

毒出し3
清潔な下着を身につける

朝、シャワーや入浴でからだをきれいにしたあと、清潔で快適な下着を身につけます。昨日と同じ服や、清潔でないものは避けるようにしましょう。

触覚は、神経系に直結する感覚。触覚が快適な状態に保たれることで、精神的な安定、こころの平安をキープすることができます。清潔なお布団の肌触りが安心感をもたらしてくれたり、素肌にまとったシルクのドレスがうっとりとした気分にさせてくれるのは、そういう仕組みからなのです。

汚れていたり、湿っているなど、「肌触り」という意味で爽快感のないものを身にまとうと、神経系にストレスを与えてしまいます。こころが不安定になりやすく、不安や心配事で一杯になります。また、思考の循環が悪くなるため、発想力も鈍くなってしまいます。

直接肌に触れるものでおすすめの素材は、清潔なオーガニックコットンです。季節や性別、体質を問わず、どんな人でも快適に過ごすことができます。冷えやすい人や、冬などの寒い時期には、からだをあたためてくれるシルクもいいですね。

また、「着替える」という行為も朝には不可欠。着替えることで気持ちの切り替えができ、1日の活動を意欲的にこなすスタンバイ状態に入ることができます。いつまでもパジャマのまま、などということのないようにしましょう。

それから、朝のシャワーや入浴にも大切な意味があります。

朝はからだのなかのさまざまな管（血管、リンパ管、臓器など）が「開く」時間帯。このときあたたかいお湯でからだを清潔にすることが、よりきれいに管を開かせることにつながります。

からだの管が開くと、皮膚などから毒素が排出されやすくなりますし、朝の排泄も促してくれます。

また、あたたかいお湯でからだを包むと心地よさを感じますが、その行為がこころのストレスをとり、すっきりとした気持ちをもたらしてくれます。半身浴（P66）

をするのもおすすめです。

「快適である」ことは、アーユルヴェーダでは非常に重要なことと考えられています。清潔であること、心地よい感触であること、季節に合った素材の服装であること…。無理なく快適な状態であることが、満足や幸せにつながり、毒出し力のあるこころとからだを育むのです。

Dr.蓮村の毒出しPoint

朝は、1日の活動をはじめる前にこころとからだを浄化する大切な時間帯。清潔な身だしなみにしておくことは、充実した日を過ごすことに繋がります。

シャワーや入浴でからだを清めること、清潔な下着を身につけること、季節に合った快適な服装に着替えること。朝にこの3点をこころがけることで、毒を出してくれるだけでなく、その日ぱりっと気持ちよく過ごすこともできるでしょう。

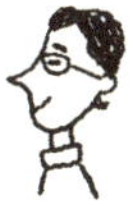

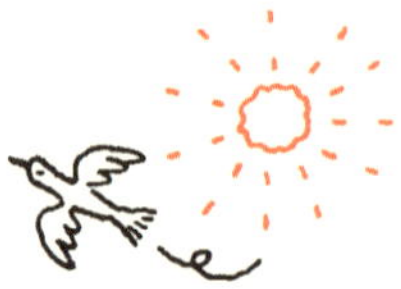

毒出し❹ 朝食を軽めにする

いつもあなたは、どんなふうに朝食をとっていますか？

5分でも長く寝ていたいからついつい朝食抜き？　それとも、これから1日を過ごすための元気が出るように、朝はたっぷり食べていますか？

実はこれ、どちらもNG。朝食は軽めのものを、が毒出しの鉄則です。

人の消化力は、午前10時から午後2時にかけて、もっとも活発になります。朝はまだ、消化器官が本格的に始動していないのです。それなのにたっぷり食べてしまうと、からだが重くなり、午前中の活動がいきいきとできないばかりか、未消化物をためたまま昼食の時間を迎えることになってしまいます。ですから、朝食は消化しやすいものにしてあげることが大切なのです。

そのかわり、1日のなかでもっとも消化力の高い時間帯にいただく昼食を満足感のあるものにします。朝：昼：晩の食事のボリュームバランスは、1：3：2が理想、とおぼえておくとよいでしょう。

朝食には、野菜をつかったスープなど、消化がよくてあたたかく、つくりたてのものがおすすめ。他には、パン1枚とホットミルク1杯や、炊きたてのごはん1膳とお味噌汁1杯などの組み合わせが適量です。

たとえ搾りたてのフレッシュジュースであっても、冷たい飲みものは消化力を弱めてしまうので、絶対に控えましょう。また、オクラや納豆などのネバネバ食品や、ヨーグルトやチーズといった乳製品は消化しにくいので、とり過ぎにはご注意を。

とくに朝はあまり食べないほうがよいでしょう。

Dr.蓮村の毒出しPoint

朝食のボリュームを軽くすると、午前中の活動をすっきりとクリアに行うことができます。この時間の消化力はそんなに強くないですから、消化器官に負担がかからず、体内にエネルギーがきちんと循環し、パワーがみなぎるのです。

午前中はいつもなんとなくやる気がでない、眠くてぼーっとしている、お昼になってもお腹がすかない…。そんな場合には、朝食を食べ過ぎているかもしれませんよ。

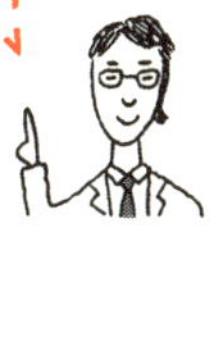

軽めの朝食メニュー例

●ムングダールのスープのつくりかた

ムングダールは、緑豆の皮をむいて挽き割りにしたもの。
皮がないので消化にもたいへんよく、調理もしやすい優れものです。
このスープは、年齢・性別・体質を問わず、
一年中すべての人の体調を整えてくれる万能なもの。
シンプルで深みのある味はハマるとくせになります。

材料（2人分）

ムングダール……………80g
水…………………………400cc
ターメリック……………小さじ1/4
ジンジャーパウダー……小さじ1/2
岩塩………………………小さじ2/3
ギー………………………大さじ1 ＊P110参照
クミン（粒）……………小さじ1/2
カイエンペッパー………少々（辛いので好みで調整）

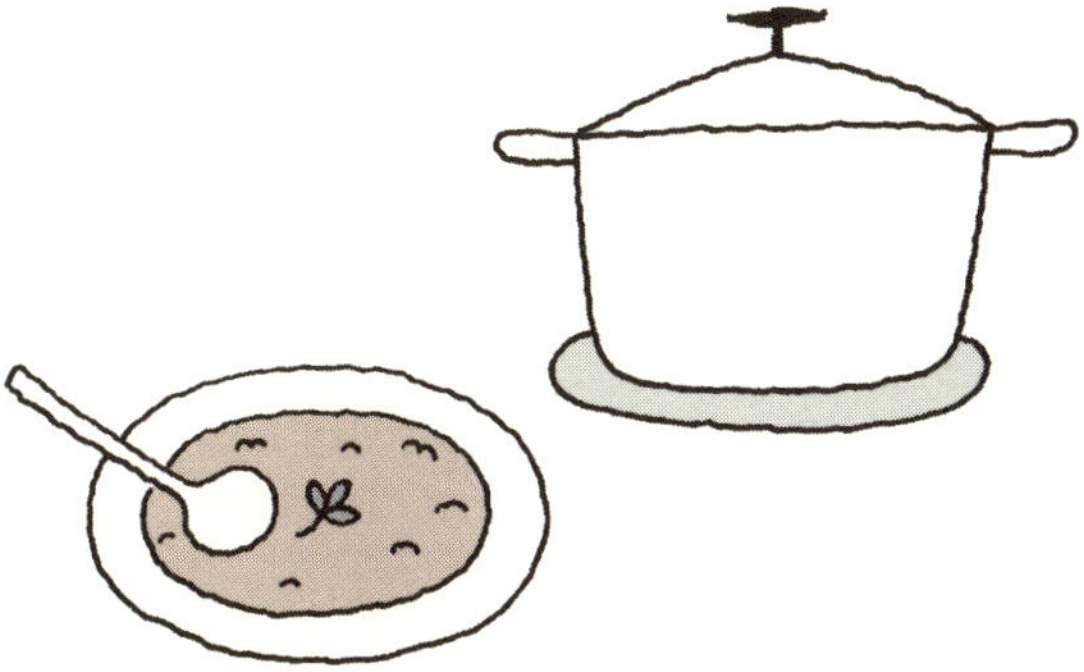

つくりかた

❶ ムングダールは水でよく洗います。
❷ 鍋に分量の水を入れて、ムングダール、ターメリック、ジンジャーパウダー、岩塩を加え、火にかけます。そのまま15～20分ほど煮ます。
❸ 小さめの鍋にギーとクミンを入れて火にかけ、クミンのまわりが泡立って香りが出はじめたらカイエンペッパーを加えます。
❹ ②に③のソースを加えて火を止め、蓋をして少し蒸らしたらできあがり。器によそっていただきます。

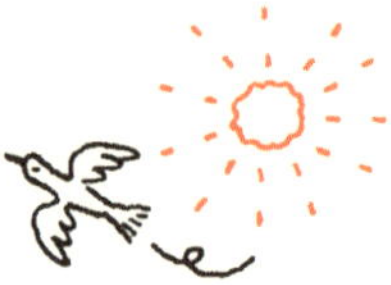

毒出し❺ 食器をひとつ洗う

朝はとても忙しい時間帯。頑張って朝食の準備をしても、シンクの洗いものは帰ってきてから、となりがちですね。でも、今日はぜひ食器をひとつ洗ってみましょう。

朝、シャワーや入浴することが大切というのは「毒出し❸清潔な下着を身につける」（P31）でお話したとおり。これは、朝（午前6時～10時）が浄化に適した時間帯だから。同じ行為でも、浄化の効果がより得られるのがこの時間帯なのです。

これは、環境についても言えることです。朝に環境を少し整えることをすると、その後の活動がとてもスムーズになります。

私たちをとりまく環境は、自分を映す鏡のようなもの。思っている以上に、お互いに影響を与え合っています。自分のこころが不安定だと、人間関係も不安定になってしまいますし、部屋をきれいに整えていれば、自分のこころもすっきりとしてきます。

食器をひとつ洗うくらいのちいさなことでも、環境へ浄化の働きかけをしたことになります。朝ゴミを出す、洗濯機をまわす、エリアを決めて掃除機をかける、書棚の整理をするなども同じこと。ささやかなことでよいのです。

こういったことは、ついつい夜にやりがちです。もちろん、夜にやるのが悪いわけではありません。しかし、行うことで浄化の効果が得られるのは、あくまでも朝の時間帯。忙しいときですが、工夫して少しの浄化タイムを取り入れてみましょう。ただ、あくまでも無理のない範囲で行うことが大切です。

Dr.蓮村の毒出しPoint

環境と自分の状態は、思っている以上に密接に繋がっています。朝の浄化に適した時間帯に、少しだけ意識して環境を整えるアクションを入れてあげるとよいでしょう。

ひとつの食器を洗う、洗濯機をまわす、ゴミを出す、布団を干すなど、ささやかなことでよいのです。行えば、その日の活動の質が深く意義のあるものになるでしょう。

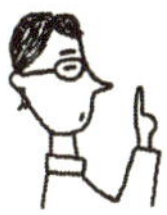

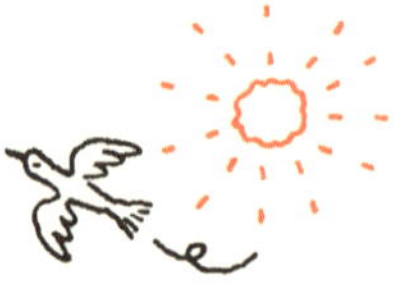

毒出し❻ 軽い運動をする

毒のたまりにくいからだのためには、運動が不可欠。

「ダイエットのために、会社帰りにジムに通いはじめた」「休みの日には積極的にマラソンに参加している」など、意識して生活に取り入れようとしている人も多いことでしょう。

しかし、正しい知識を持たずに行っていると、むしろ毒がたまってしまい逆効果に…ということにもなりかねません。

夜の運動はからだのバランスを乱すので、毒素がたまりやすいからだをつくってしまいます。それから、普段していない人が一気に激しい運動をすると、達成感は得られてもエネルギーがぐんと減ってしまい、からだに負担がかかって、疲れやすい体質になってしまいます。

正しい運動は、日中、体力の50％（うっすら汗をかく程度、または鼻だけでは足りなくて、口で呼吸をしはじめるくらい）までで止めること。つまり、朝、早歩きで散歩する程度の軽い運動が、1日の活動への意欲がわくという意味でも、非常に理想的です。

出勤時、いつもより少し早く家を出て一駅分歩いてみたり、朝食前に近所を散歩したり。朝の軽い運動は、日中いきいきと過ごせるように、全身の生理機能を整えてくれます。また、散歩をしてみると普段の風景を新しい視点で眺めることができ、知らなかったお店やちいさな公園など、新しい出会いがあるかもしれません。

当然、体力のある人とない人では「50％」の運動量が変わってきます。息や体温があがり、うっすら汗ばんできたな…というところでストップしましょう。

Dr.蓮村の毒出しPoint

朝の軽い運動は、からだのなかの「まだ動きたくないな～」というモードにエンジンをかけることで毒出ししてくれます。ですから、午前中からバリバリ仕事をこなしたり、家事をテキパキとこなしたり、その後の活動の質をガラッと変えてくれるのです。

そもそも運動とは、疲れにくく病気になりにくいからだをつくるためのもの。激しい運動で疲れてしまったら本末転倒なのです。

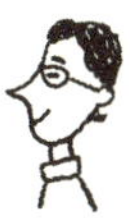

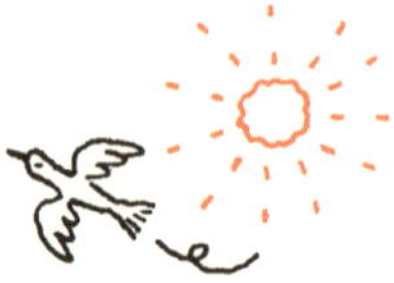

毒出し⑦ オイルマッサージをする

朝のオイルマッサージは、からだの緊張をほぐし、血行を整え、免疫系を向上させます。入浴やシャワーの前に、ぜひ行ってみてください。

マッサージでからだの表面に塗られたオイルは、毛穴から皮膚内に浸透し、毛細血管から血液中に吸収されます。そして全身循環を経て、約20分で骨のなかまで到達します。

からだの隅々にまで行き渡ったオイルは、体内の毒素を溶かし込んで内包し、ふたたび皮膚の表面や、消化管内に運ばれます。消化管に運ばれた毒素はやがて排泄物として体外に排出され、皮膚の表面に浮かびあがってきた毒素は、マッサージ後のシャワーで洗い流すことができる、というわけです。

このように効果的に毒を出すことで、からだのなかを浄化するだけでなく、肌をきれいに保つことができます。オイルマッサージをして、シャワーで洗い流したあとの肌は、しっとりツヤツヤで、あたたかくふわふわとしています。オイルには抗酸化作用もあるため、くすみのない白肌にも。まるで赤ちゃんのようなピュアな状態を手に入れることが可能なのです。

自分の手で全身をマッサージすることで、常に肌の状態やからだの変化、その日の体調などを確認することができます。P47～にマッサージの手順をご紹介していますが、これに限らず、「気持ちいいな」と感じるやりかたでからだを触っているだけで、十分に癒し効果があります。

Dr.蓮村の毒出しPoint

オイルマッサージのいちばんの目的は老化防止ですが、皮膚やからだを浄化して免疫力を高め、疲労回復、美容効果、ストレスをやわらげるなど、さまざまな作用をもたらしてくれます。

10年続ければ、肌が10歳若返る、と言われています。30歳ではじめれば、40歳のときには20歳の肌になれるのです。毎日ぜひ行ってみてほしいトリートメントです。

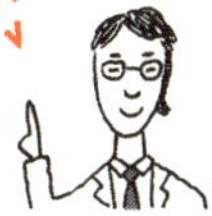

からだを浄化する

●マッサージオイルのつくりかたとマッサージのやりかた

アーユルヴェーダのマッサージオイルには、白ごま油を使用します。
これは生のままの白ごまを搾ってつくる油で、
一般的な調理に使用する褐色のものとは異なり、匂いがありません。
ごま油のからだをあたためる性質を高めるために、1度熱処理を行います。
マッサージをするときは、オイルをあたためてつかいます。

マッサージオイルのつくりかた

用意するもの

白ごま油
（市販のもの。スーパーなどの油売り場にあります）……適量
小鍋
温度計（120℃くらいまで測ることができるもの）
オイルを保存しておく密閉容器
その他、小分けしてつかうための容器、湯せんのボウルなど

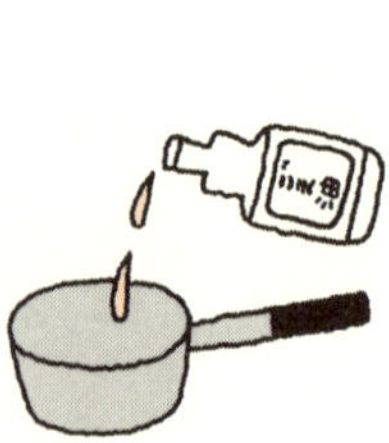

つくりかた

❶ 白ごま油を鍋に入れ、
温度計を見ながら弱火でゆっくり温めます。
❷ 90℃になったら火からおろし、100℃になるまで待ちます。
このとき、温度が110℃以上にならないように気をつけます。
❸ 自然に冷ましたら、清潔な密封容器に移して保存します
（小さな容器に1週間分ほどを小分けにしておくと便利です）。
冷暗所で2ヶ月はもちます。
つかうたびに容器ごと湯せんであたためます。

＊鍋はよくお湯ですすいでから洗剤で洗えば、
油っぽくなることはありません。
これは、肌や髪についても同じことで、
よくお湯ですすいでからシャンプーなどで洗います。
＊白ごま油は匂いもなくべたつきませんので、
安心して朝も使用することができます。

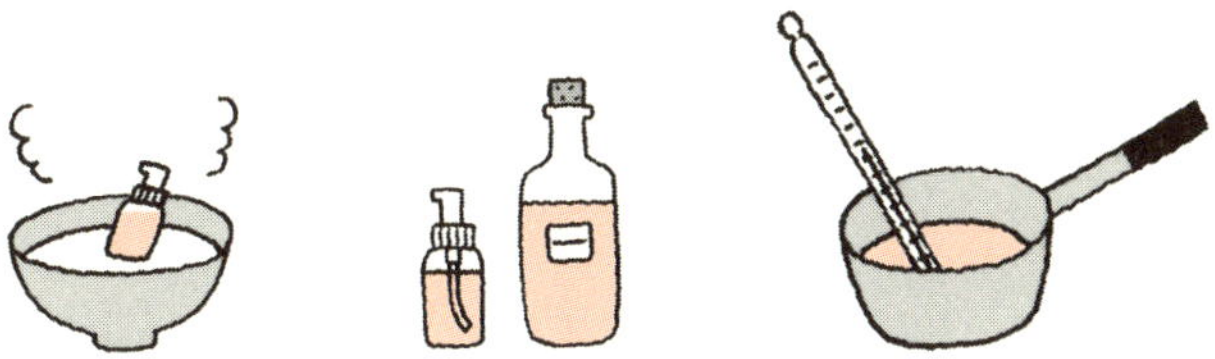

オイルマッサージの手順とポイント

マッサージをはじめる前に

- オイルマッサージの時間は朝が理想的。排泄と洗顔が終わったら行います。しかし、どうしても時間がないときは、夕方やお風呂に入る前、寝る前などでも構いません。ただし、食後2時間以内や胃がもたれているときは行わないようにしましょう。
- オイルは小さな容器に入れ、つかうときは湯せんで体温程度にあたためます。
- 1回に使用する量は、全身で大さじ2杯、足と頭と耳だけの場合は大さじ1杯が適量です。
- マッサージをするときは、部屋のなかをあたためて、タオルなどを敷いて裸になり、ひとりで行います。
- 手のひら全体をつかってマッサージします。まず両手にこすりつけてから、からだを少しずつさすります。
- マッサージにかける時間は5〜10分程度がよいでしょう。
- 発熱しているとき、炎症反応があるとき、消化不良で全身がだるく倦怠感があるとき、生理の最初の3日間は、マッサージは控えましょう。また、妊娠中は、お腹、背中、腰などは行わないようにしてください。

マッサージをやってみましょう

❶

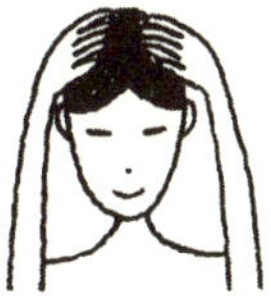

念入りに頭のマッサージ。上→横→前→後ろと軽く円を描くように。

❷

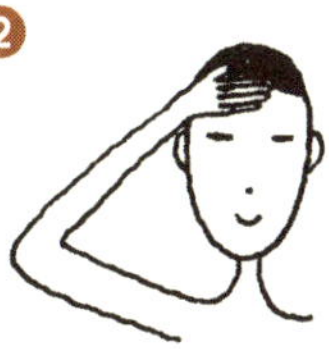

おでこに右手のひらを当てて左右にやさしくスライドさせるようにマッサージ。

❸

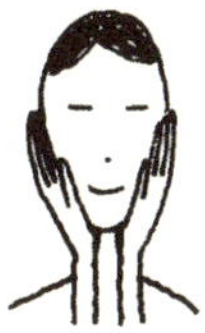

頬を両手で円を描くように、さすります。

❹

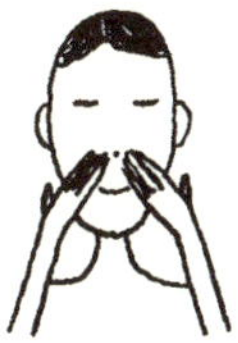

鼻の横を3本の指で上下→口のまわり、鼻の下、あごも丁寧にさすります。

❺

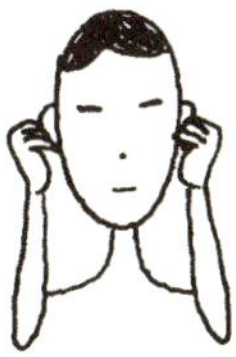

耳は外側を軽くもみながらマッサージ。

❻

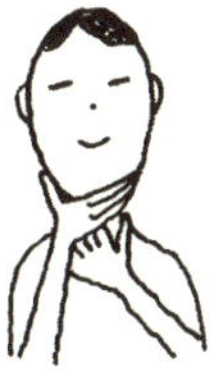

首は、下から上に向かって両手で交互に、ゆっくりやさしくさすります。後ろ側も同様に。

❼

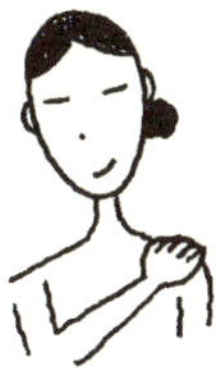

肩は左→右の順に、首に向かってさすります。コリがある場合は時間をかけてやさしくほぐします。

❽

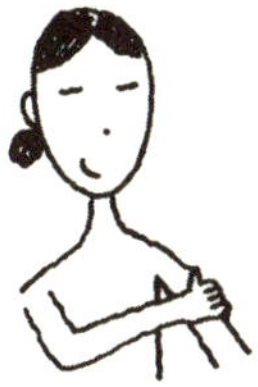

左肩は円を描くように→上腕は肘に向かって→肘は円を描くように→前腕は手首に向かって、さすります。

⑨

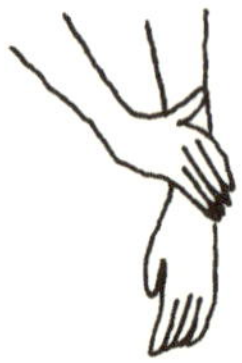

左手首関節を、円を描くように→手の甲から指の間を上下に、さすります。

⑩

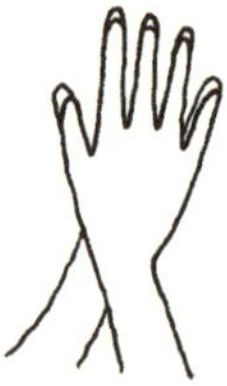

手のひらを合わせて、上下にこすってもみます。

⑪

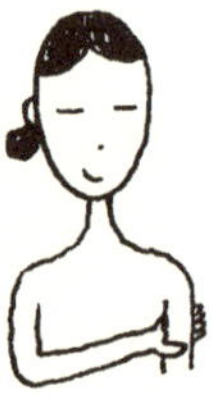

左の脇の下→肘→手のひらに向かってさすります。

⑫

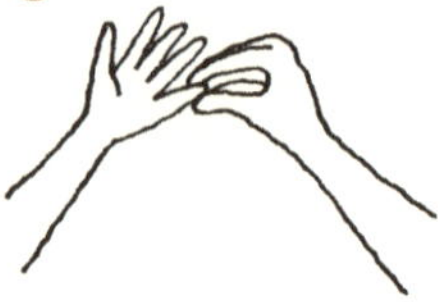

小指から順に指をやさしく引っ張ります。右腕も同様に、⑧～⑫を繰り返します。

⑬

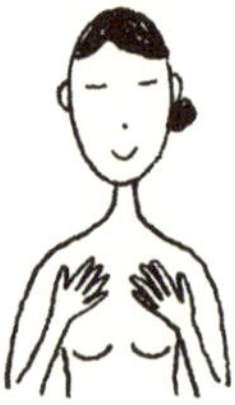

胸（バストの上）は外から内側に円を描くように→女性のみ、バストのまわりを内側から外側へ。

⑭

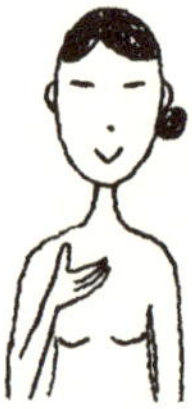

手のひらで、胸の中央を上下にさすります。

⑮

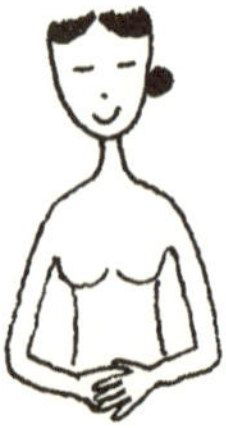

お腹は、両手で右下から時計まわりにさすります。

⑯

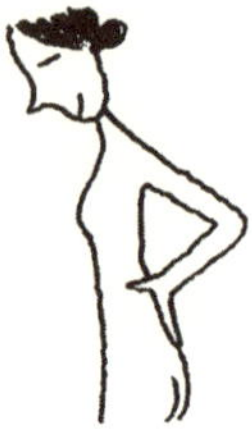

背中→両脇腹は、無理なく届く範囲で、両手のひらで上下にさすります。

⑰

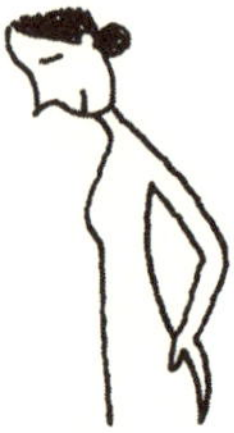

ヒップは外に向かって円を描くようにさすります。

⑱

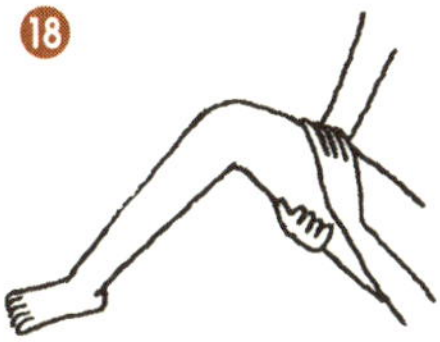

左足をマッサージします。片手を太ももの上、もう片手を下にして包むように持ち、膝に向かって上下にさすります。

⑲

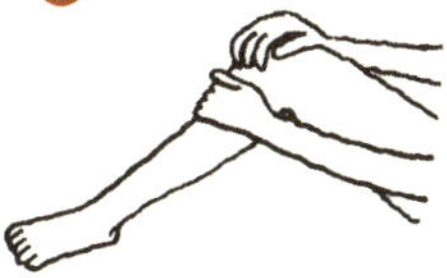

膝を両手で包むようにして、円を描くようにさすります。

⑳

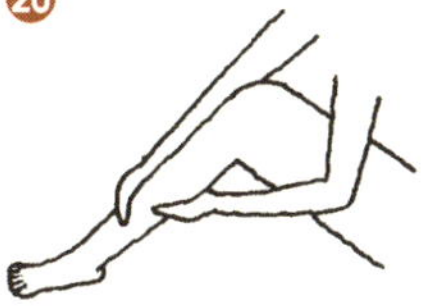

すねに右手、ふくらはぎに左手を当てて、足首までを上下にさすります。

㉑

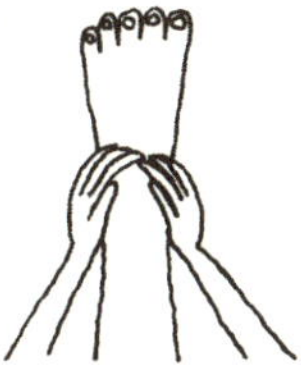

足首を両手のひらでくるくるとさすります。アキレス腱は上下に。かかとも念入りにさすります。

㉒

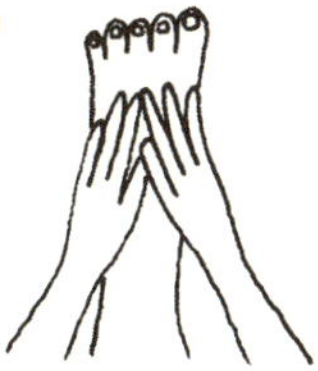

足首から指のつけ根までを上下にさすります。

㉓

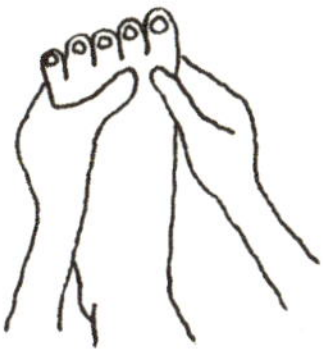

親指から順に、つけ根から指先に向かって両手でやさしく丁寧になで、指の間ももみます。

㉔

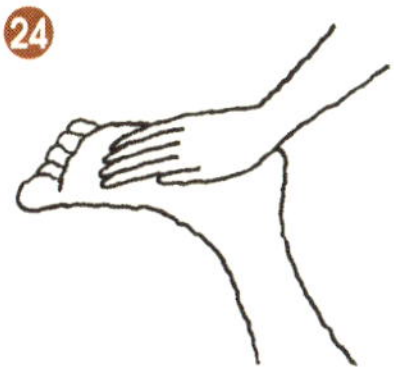

足の裏に手のひらを密着させ、少し強めに上下にごしごしとこすります。右足も同様に、⑱〜㉔を。

㉕

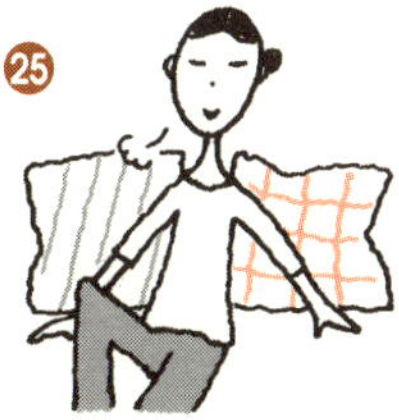

マッサージ後はからだをあたたかく保ち、10〜15分休息します。

＊休息のあいだにオイルは体内に浸透し、血流を通して骨まで届きます。同時にからだのアーマ（毒素）を浮かびあがらせてくれますので、必ずあたたかいシャワーか入浴で洗い流します。

＊詳しいやりかたが知りたい人は、『黄金のアーユルヴェーダセルフマッサージ』（河出書房新社）をご覧ください。

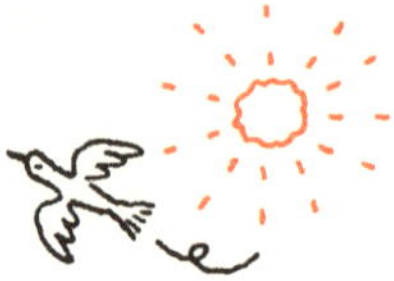

毒出し8 オイルうがいをする

朝の歯磨きや舌磨き（P28）、洗顔のあとは、オイルでうがいをしましょう。オイルを口のなかに入れるなんて気持ち悪い！　なんて言わないでくださいね。これがなんともなめらかで、心地のよい感触なのです。だまされたと思ってトライしてみてください。やりかたもとても簡単です。

オイルは、マッサージのときと同じ、加熱処理した白ごま油（P44）を用意してください。大さじ1杯のオイルを口に含んで、通常のうがいと同じように「ガラガラガラ…」と30秒ほど喉に行き渡らせます。そのあとすぐ吐き出さずに、さらに30秒「グチュグチュ…」と口内をゆすぎます。

終わったらティッシュペーパーなどにオイルを吐き出して捨てましょう（環境に配慮して、流しには捨てないように！）。

ごま油は、アーユルヴェーダでいう「火」の質を持っています。

これは、輝きやツヤ感、生命力あふれるエネルギーの象徴。オイルうがいをすると、声のハリやツヤっぽさ、いきいきとした健康的な顔色、なめらかでやわらかい輝いた肌などが手に入ります。

ですから、声がかすれやすくてプレゼンがうまくいかない、顔色が悪くて不健康そうに見える、肌がカサカサ、ごわごわで化粧のノリが悪い、といった症状の改善が期待できるのです。

ちなみに、オリーブオイルや亜麻仁油など、他のオイルでは残念ながら代用できません。「毒出し」の性質を持つのは、ごま油だけなのです。

Dr.蓮村の毒出しPoint

オイルうがいをすると、モテるようになります。肌、声、瞳など、あらゆるところが生命力にあふれ、輝いてツヤっぽくなるからです。色気や魅力がアップするんですね。

また、免疫力があがりますので、風邪を引きにくいからだをつくってくれますし、虫歯や口内炎を予防し、歯肉を強くして、口臭を抑えるなどの効果も。白髪が減ったというケースもあるんですよ。

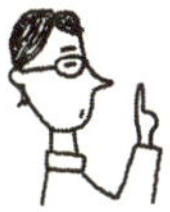

毒出し❾

夕方に30分のブレイクタイムをとる

昼食を終えて少し経った14時から、日が沈むころの18時までは、からだが不安定になりやすい時間帯。昼間にみなぎっていた消化力がだんだんと減り、昼間の疲れがたまりはじめるころです。

でも、そのころはちょうど仕事も忙しい時間帯。意識もいろいろな方向に向きやすく、自分の内側、からだの変化には気づきにくくなっています。

そこで、この夕方の時間帯に、30分ほどの休憩を入れましょう。一旦毒出しをすることで、夜には快適な眠りにつくことができます。

ここでブレイクタイムを入れずに、そのまま夜飲みにいったり、テレビやパソコン、ゲームなどに興じてしまうと、不安定な状態にさらに拍車がかかります。そんな状態でベッドに入っても、神経系がざわざわした状態でなかなか眠れません。また、眠りも浅い、質のよくないものになってしまうでしょう。

椅子にラクに座ってぼんやりとするだけでも休息になります。瞑想や入浴などもおすすめです。簡単リラックス瞑想法（P144）を取り入れるのもよいですね。

それから、この時間の甘いものはバランスを整えてくれますので、少量のドライフルーツを食べるなどして、うまく取り入れましょう。ただし、食べ過ぎにはご注意を。ちなみに、酸っぱいものや辛いものはあまりおすすめしません。

落ち着いたやさしい味の、あたたかいハーブティーなどと一緒にいただくと、リラックス効果がより高まります。くれぐれも、冷たいものは避けてください。からだが冷えて消化力が弱ってしまいます。

Dr.蓮村の毒出しPoint

夕方の休憩は、その晩に質のよい睡眠をもたらす、いわばこころとからだのメンテナンスタイムです。

疲れを取って明日の活力を養うための睡眠は、人生にとってたいへん重要なもの。「何時間寝ているか」だけで判断しがちですが、長く眠っていても、質がよくなければ意味がありません。

自分の内側に意識を向ける時間をぜひとってみてくださいね。

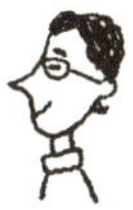

毒出し⑩
夕陽を10分眺める

夕方の時間帯に30分ほどの休憩を入れてあげるとよいことは「毒出し⑨夕方に30分のブレイクタイムをとる」（P52）でお話したとおりですが、この30分のあいだに10分ほど、夕陽をぼんやりと眺める時間をとるのもおすすめです。

夕陽は、こころに満足をもたらしてくれます。

眺めていると、気持ちが静かになり、ゆったりと落ち着いてきます。こころに働きかけて、バランスを取ってくれるのです。

それから、今日1日の活動に対する充足の気持ちがわいてきます。今日のプレゼンはよく頑張ったな、お弁当をつくって家事もしっかりやったな、お客様のクレーム対応がちゃんとできたな…というような、結果を残したぞ、という満足感をもたらしてくれるのです。

この時間にこころが充足感で満たされると、その後の夕食の食べ過ぎを防ぐことができます。ですから、夕陽を眺めることは、毒出しはもちろんのこと、ダイエットにも効果的と言うことができるでしょう。

それから、夕陽を眺めることで、こころが安定してリラックスした状態になります。頭脳労働や、気をつかうことで神経が疲れてしまっている場合にたいへん効果的です。

リラックスすることが心地よい睡眠にも繋がっていきますから、良質の休息を得ることもできます。すると、翌日にはまた充実した活動がもたらされるわけです。

Dr.蓮村の毒出しPoint

夕方に休憩しながら夕陽をぼんやり眺めることは、私たちのこころに2種類の恩恵をもたらします。

ひとつは満足感。今日も頑張ったな、という充足感でこころが満たされます。それによって、夕食の食べ過ぎも防いでくれます。

もうひとつはリラックス効果です。落ち着きのない神経状態を鎮めて、安定をもたらしてくれます。この安定は、心地よい眠りへの導きでもあります。

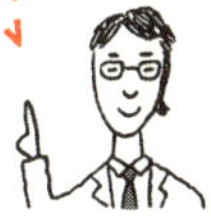

毒出し⑪

夕方に完熟フルーツを食べる

エネルギーや集中力が切れかかり、少しお腹もすいたな…という夕方(16時〜18時ころ)には、甘くてみずみずしい果物を食べましょう。

果物は、完熟で酸味の少ないものを選ぶようにします。スイカ、ぶどう、りんご、メロン、キウイフルーツなどがおすすめ。これらの果物は、イライラを鎮め、ゆったりと落ち着いたこころを取り戻すのに効果的です。

また、そのみずみずしい甘さが満足感をもたらし、お腹の状態を落ち着かせてくれますから、夕食を食べ過ぎることがなくなります。

夕食を食べ過ぎると消化に負担がかかり、翌朝の目覚めが重くてだるいものになってしまいます。つまり、睡眠の質が落ちてしまうのです。夕方の果物は安眠に導いてくれるわけです。

ただし、かならず「それだけで」食べるようにしてください。

果物は単独であれば短時間でスムーズに消化され、こころとからだの滋養になります。しかし、なにか他のもの(たとえば牛乳やケーキ、ビスケット、おせんべいなど)とあわせて食べてしまうと、とたんに消化力を乱してしまいます。

同じ理由で、食後のデザートに果物を食べるのも(その時点で単独であっても)あまりおすすめできません。とくに夕食後は控えましょう。

また、冷やしたりせず常温でいただくこと、旬のものを選ぶこともポイント。正しく食べれば、完熟の果物はすばらしいエネルギーになってくれます。

Dr.蓮村の毒出しPoint

みずみずしい完熟の甘い果物を、夕方4時ごろにいただくと、非常に優れたこころとからだの滋養になります。

また、その時間に一度空腹を落ち着かせておくと、夕食の食べ過ぎを防ぐことができますので、ダイエットや安眠などにも効果的です。

ポイントは「単独で」「常温で」「甘く完熟のものを」。それから、りんごのように食べられるものでも、消化に差し障るので、皮は必ずむきましょう。

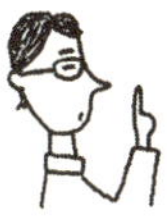

毒出し⑫

夕食は20時までにいただく

寝る前に食べると太るのは、ご承知のとおりです。きちんと消化されないまま眠りにつくと、それが毒素となり、からだのなかにとどまってしまうためです。

目安として、眠る2時間前からは、胃にものを入れないようにしましょう。

かといって、午前0時に寝るなら、22時まで食べてもいいかというと、そういうわけではありません。なぜなら、消化力は時間そのものにも左右されるからです。

人の消化力は、10時から14時までのランチタイ

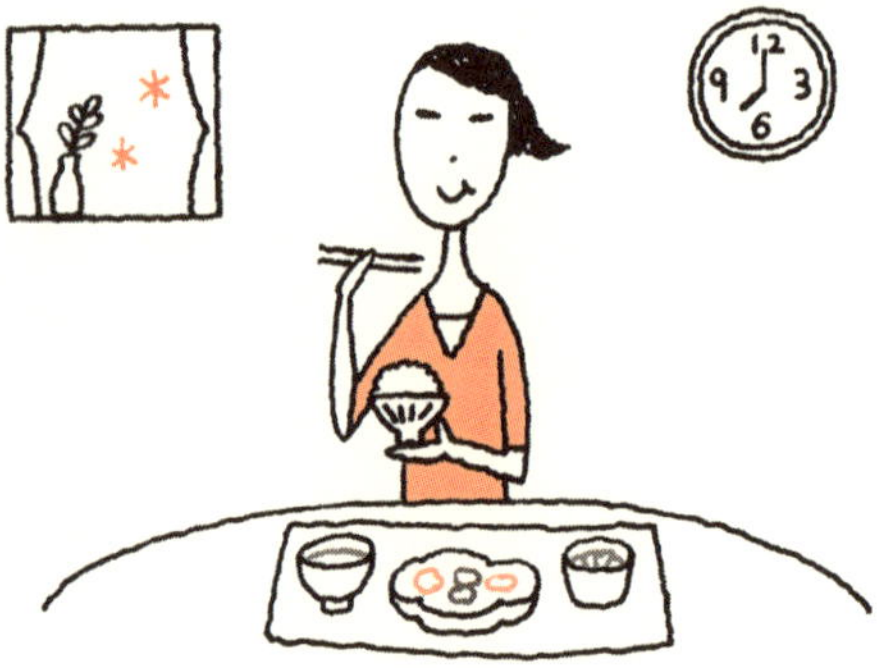

ムにもっとも活発になります。そこからだんだんと緩やかになってきて、18時から22時にはとても弱くなってしまいます。

ですから、夕食は20時までに終わらせるのが毒出しのポイントです。また、消化しにくい肉や魚、チーズなどの乳製品は控えめにし、軽めに済ませましょう。夕食を正しくとると、翌日の目覚めやからだの調子がてきめんに違いますよ。

Dr.蓮村の毒出しPoint

20時までに夕食を済ませることは、美肌と健康に繋がります。朝なかなか起きられない、だるくて胃が重い、といった症状にも効果的。夕食が完全に消化されることで、からだに負担がかからず臓器が健康的に働き、翌日の活力を生み出してくれるのです。

メニューもなるべく軽めのものを選びましょう。あたたかく消化のよい、できたてのものを。しょうがや白湯をプラスするのもおすすめです。

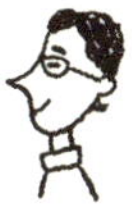

毒出し⑬

麦飯やお蕎麦を夕食に

日本人の食習慣は、どうしても夜にボリュームをおきがち。でも、重いものを遅くに食べるとからだに負担をかけ、消化しきることが難しくなります。そうしてからだに毒素がたまっていくと、睡眠の質も落ちてしまいます。

夕食は消化のいいものを軽めに食べることが、毒出しになります。

少しの工夫で、軽いものを選ぶことができます。たとえば主食のチョイスを考えてみましょう。

穀物を消化しにくい順に並べると、精白した小麦、白米、全粒粉の小麦、雑穀（あわ、ひえ、きび）、日本蕎麦、オートミール、コーンフラワー、ライ麦、大麦、となります。

ですから、同じ麺類でも、パスタやうどん（精白小麦）ではなくお蕎麦を選べばぐんと軽く、消化しやすくなります。

ごはんは100％白米にするより、押し麦を混ぜて麦飯にしたり、雑穀をブレンドして炊くと、それだけ軽く、消化しやすくなります。白米の場合には、新米やもち米よりも古米のほうが軽いのでおすすめです。

とくに夕食時には、このあたりを意識してみましょう。

つくりたてのものをいただくことも大切です。消化しやすいというだけでなく、生命エネルギーに満ちたものであるからです。つくってから時間が経ってしまうと、たとえお蕎麦や麦飯であっても、どんどん冷めて滋養が減り、消化しづらいものになってしまいます。

Dr.蓮村の毒出しPoint

夕食を少なめにしたときは、翌朝の胃の状態がすっきりしていることに気がつくはず。これはきちんと消化できているしるしです。

食べものは、完全に消化されてはじめてからだの栄養となります。消化されないまま次のものを食べてしまうと、からだに毒素がたまっていき、病気の原因になります。軽い夕食は長生きの秘訣と言ってもいいでしょう。

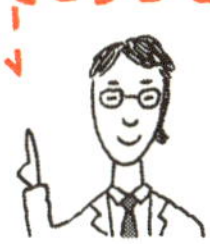

毒出し⑭ ネバネバ食品は避ける

よく健康によいと言われるネバネバ食品。納豆にオクラ、山芋、めかぶなど、積極的に食べているというかたも多いのではないでしょうか。

こうしたネバネバ食品は、実はたいへん消化に時間がかかります。

さらには、からだのさまざまな管（血管や気管、消化のための管など）を詰まりやすくする傾向があります。なぜなら、ネバネバ食品にはからだを冷やし、湿らせる質があるからです。

からだの管が詰まると、メタボをはじめ本格的な病気を引き起こします。花粉症やぜんそく、心筋梗塞や脳梗塞などは、気管や血管の詰まりが原因とされています。

同様に、生クリームやヨーグルトなどの乳製品、プリン、バナナ、肉や魚の脂身、卵、白米などにもからだの管を詰まらせる質があります。

ですから、健康のためによいと考えられている「マグロ納豆」や「山かけ」、「納豆と生卵を白いごはんにかけて食べたあと、デザートにヨーグルトを食べる」などの食べかたは、逆効果の危険性も。よかれと思ってやっていたのにメタボへの道を歩んでいた…なんてことにもなりかねません。

これらを食べるなら、消化力の高い、昼食の時間にします。朝や夜は避けたほうがよいでしょう。

夜には消化しやすいメニューをチョイスすることが毒出しの秘訣。あたたかいスープやお蕎麦など、できたてのものを腹8分目でいただきましょう。

Dr.蓮村の毒出しPoint

ネバネバ食品を控えることは、花粉症やアトピー、ぜんそく、そしてメタボの予防に繋がります。

これらの症状は、冷たく湿った質がからだにたまることで起こるという、共通した特徴を持っており、そのような質を持っているのがネバネバ食品なのです。食べるなら、消化力があがっているお昼がよいでしょう。

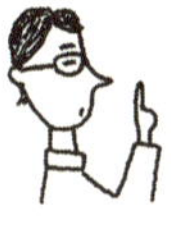

毒出し⑮ 夜はぬるめのお風呂に短く入る

就寝前のお風呂は、ゆったりとリラックスするためのもの。お湯はぬるめの温度に設定し、1日の疲れや緊張を解きほぐしましょう。

夜の時間に熱いお風呂に浸かってしまうと、こころとからだの緊張度がアップしてしまい、気持ちが高揚してしまいます。本来この時間は、就寝に向かって緩やかにリラックスさせてあげるべきなのですが、それが邪魔されてしまうのです。

また、あまり長時間入るのもよくありません。あくまでこの時間の入浴は、疲れをほぐす、安眠のためのリラックスしたものにすることです。エッセンシャルオイルなどでアロマを楽しんでもよいですね（その際、ミントやユーカリなどのすっきりしたタイプより、カモミールやローズなどのリラックスできるものをチョイスしましょう）。

反対に、朝や夕方は長時間の入浴に適しています。半身浴もこの時間にすることをおすすめします。

とくに朝風呂に入ると、こころとからだがすっきりと浄化されますので、気分爽快、快適な1日をはじめることができます。また、あたたかいお湯でからだを包み込むと、とくに女性は、自分の肌のやわらかさや心地よさを実感することができます。こころを幸せで満たす、とても贅沢な時間を持つことができるのです。

また、朝の充実した入浴の習慣は、うつの改善や予防にも繋がります。こころが満足して、エネルギーにあふれている状態をキープすることができるからです。

Dr.蓮村の毒出しPoint

夜のお風呂に熱いお湯は厳禁です。こころとからだの機能が活動的になり、興奮して安眠できなくなってしまうからです。アロマなどを上手につかって、ぬるめのお湯で疲れをほぐしましょう。1日頑張ったこころとからだに「お疲れさま」と言ってあげるのです。

就寝前のお風呂はぬるめのお湯でリラックス、朝や夕方のお風呂はあたたかいお湯でリフレッシュ、とおぼえておきましょう。

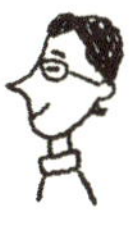

朝や夕方はゆっくりと

●正しい半身浴のしかた

半身浴は、心臓に負担をかけずにからだ全体をあたためて整え、こころのバランスをとってくれる優れた入浴法です。

夕方(16時~18時ごろ)に半身浴をすれば、夜の安眠をもたらしてくれますし、朝の半身浴は、すっきりとした目覚めと1日の活力をくれます。

半身浴のしかた

- 40℃程度のぬるめのお湯に、おへそ~みぞおちくらいまで浸かります。
- 半分ほどバスタブに蓋をして、その上に両腕を乗せます。腕はお湯から出しておくこと。
- 約20~30分を目安に浸かります。軽く汗をかくくらいが適切です。汗をかいたらバスタブから出て、からだや髪を洗います。
- その後、肩までお湯に浸かりたければ、数分浸かって構いません。

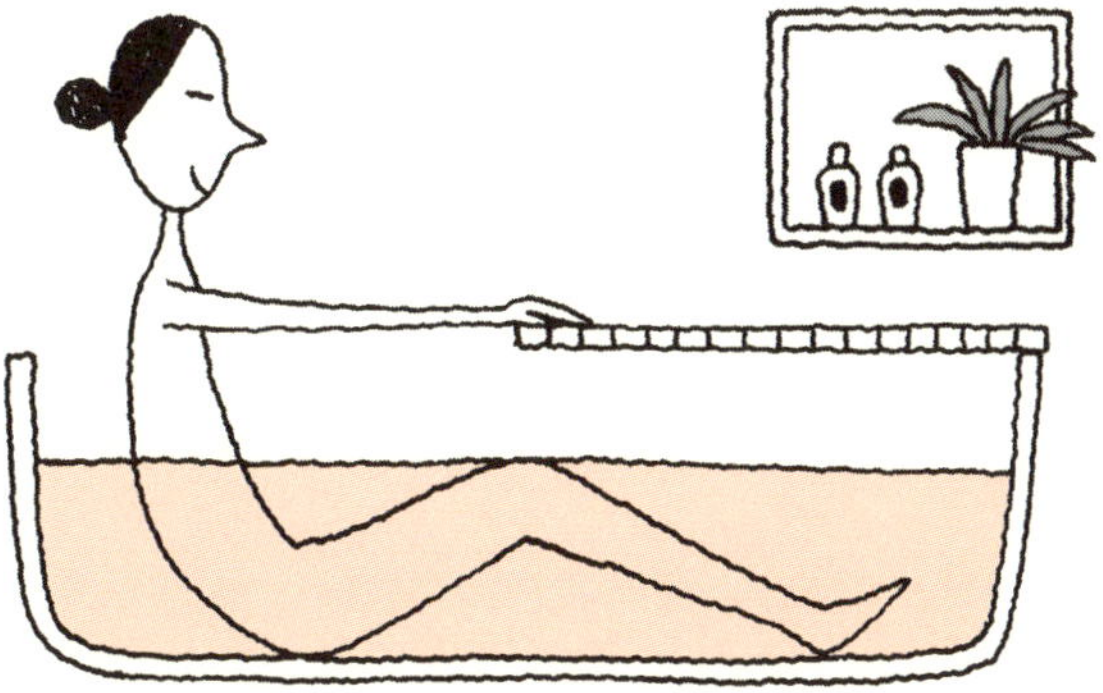

半身浴のコツ

- 上半身が濡れていると冷えてしまいます。
必ず下半身だけ浸かるようにします。
- 冬場など、上半身がお湯の外に出ていると
寒く感じる場合は、バスタオルなどを
肩からかけてもよいでしょう
（そのバスタオルを濡らさないように注意しましょう）。
- うっすら汗をかく程度で
終わらせることがポイントです。
- 半身浴をはじめたばかりのころは、
汗が全然出てこないかもしれませんが、
いずれ15分程度で汗をかくようになります。
- だらだら汗をかくまで浸かるのはやり過ぎです。
また、お湯の温度が高いと
急激にからだをあたためてしまい、
発汗しすぎる可能性があるので注意しましょう。

毒出し⑯

入浴後はすぐ髪を乾かす

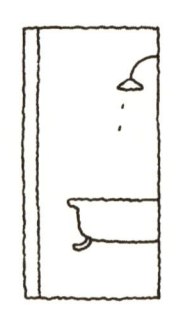

お風呂からあがり、手早くからだを拭いたら、髪をすぐに乾かすようにしましょう。いつまでも水に濡れたままでいたり、そのまま寝たりしてはいけません。

「私はそんなに髪が長くないから自然乾燥で大丈夫」「暑いからドライヤーをかけたくない」などと言わずに、手早くタオルとドライヤーをつかって乾かしましょう。

髪が濡れたままだと、せっかくお風呂であたたまったところに「冷え」を生み出してしまいます。また、アーユルヴェーダで言う「水」のエネルギ

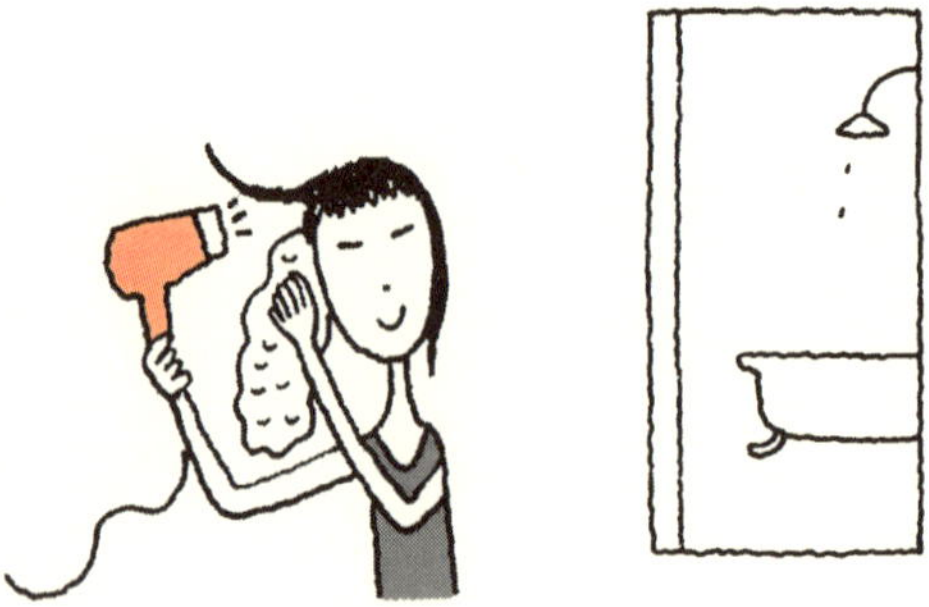

ーがたまってしまいます。「水」のエネルギーは重たい質を持っており、これがたまると、思考や行動が鈍くおっくうになったり、内向的な考え方にシフトしてしまったり…といったこころへの作用も出てきてしまいます。たかが髪の毛、とあなどれないのです。

すぐに乾かすことで、そこに空気の動きができます。活動的で軽やかな質が入ってきますから、こころもからだも軽快になり、行動力が生まれます。

Dr.蓮村の毒出しPoint

いつまでも濡れた髪の状態でいると、重たい質をためてしまうことがあります。入浴は毎日のことですから、すぐ乾かさないという習慣がある場合、少しずつその重たい質がたまっていってしまいます。それはこころとからだの冷えや、なにをするにもおっくうになってしまうといった、不活発性を増やしてしまうのです。入浴後の髪は、すぐに乾かすことをこころがけましょう。

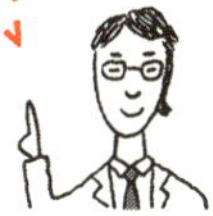

毒出し⑰
セックスは夜22時までに

セックスは、いつ行うかによって、こころとからだへの作用がずいぶん異なります。これには、性行為が持つ「不活発性」という質が関係しています。

不活発性は、主にこころに影響を及ぼす、鈍くて重い「覆い隠す」質です。内側に意識を向ける特徴があり、増えすぎると、無関心、無感動、執着心、怠惰《たいだ》なこころ…などに繋がってしまいます。

たとえば朝セックスをしてしまうと、その日のあいだじゅう、なんだか眠く、だるく感じてしまいます。意識はクリアにならず、鈍くてぼんやりした状態が続きます。これは、不活発性がこころに影響してしまうからなのです。

また、夕方にセックスをしてしまうと、過度に疲れてしまいます。これは、夕方という時間帯が持つ「軽い」質と、不活発性が合わさって、とてもハードな負担になってしまうからです。

セックスをするのに適している時間帯は、20時から22時です。夕食を食べて、お腹の状態も少しこなれて落ち着いているころですから、消化に負担もかかりませんし、栄養もとっていますから十分に体力も維持されます。不活発性が増えても、その後は睡眠の時間ですから問題ありません。

ちなみに、22時を過ぎると目が冴えやすくなってしまい、うまく眠りに入ることができません。また、興奮状態になりやすく、過剰なセックスになる危険性があります。22時以降のセックスは、睡眠不足を招いてしまうので控えましょう。

Dr.蓮村の毒出しPoint

セックスという行為が持つ「不活発性」には、精神性を鈍く動きにくいものにしてしまう性質があります。1日のはじまりや疲れやすい時間に行うのではなく、夜の早い時間(20~22時ごろ)にするとよいでしょう。

広々とした清潔で快適な空間で行うことも大切です。また、行為のあとにホットミルクを飲むと、よい滋養が補給され、翌日に疲れも残りにくくなります。

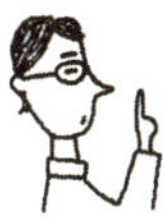

毒出し⑱ 夜21時にはモニタから離れる

パソコンが普及して、スマートフォンなどの通信手段も発展し、すっかり「いつでも繋がれる」時代になりました。

ＳＮＳや映像配信サービスなども充実しています。目の前のモニタを開いて検索すれば、調べたいことの答えをすぐに知ることができますし、映像や音楽を楽しむことができます。メールにもすぐ気づいて返信することができますね。

いつでも仕事ができる状態、いつでも友達や家族と繋がれる状態、いつでも新しい情報に触れることができる状態です。

これは一見便利なことのようで（もちろん便利なことも沢山ありますが）、少しやっかいなことでもあります。

まず、時間のつかいかたが乱れるため、１日のリズムをつくりにくいということがひとつです。朝日が昇って夕陽が沈むように、１年には四季があるように、ものごとには必ず循環のリズムがあります。本来はそれが自然で調和的な状態なのですが、どうしてもこれがつくりにくくなってしまいます。

それから、視覚を酷使してしまうということです。とくに、夜の22時以降は視覚が疲れやすい時間帯。ここを越えてもモニタを見続けていることは、相当のダメージを与えてしまいます。

ですから、電子機器のモニタを見るのは、21時までにしましょう。パソコンや携帯だけでなく、テレビや映画も同様です。夜の時間帯は安静にして、ゆったりとリラックスすることが、正しいリズムをつくるためのカギです。

Dr.蓮村の毒出しPoint

22時以降は、目が疲れやすい時間帯。そこに突入する前の21時までに、パソコンや携帯、テレビなどのモニタから離れるようにしましょう。酷使すると、眼精疲労や消化力の低下に繋がります。

また、モニタを見ることだけでなく、細かい文字の本を読んだり、精密な絵を描くなどといった、目をつかう作業も同様です。夜はゆったりとした時間を過ごすことが、翌日の活動の精度を決めるのです。

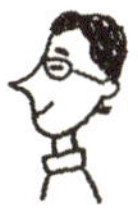

毒出し19
早くベッドに入る

睡眠には、食事と同様に適切な時間帯というものがあります。

「お肌のゴールデンタイム」という言葉を聞いたことはありませんか？　この時間帯に肌の成長機能が活発になるので、ここでしっかり睡眠をとっていると正確なターンオーバーがなされ、生き生きとした美肌になる…というしくみです。

しかし、これは肌に限ったことではありません。こころとからだすべてに当てはまるのです。

夜の22時から午前2時が、このゴールデンタイムにあたります。ここで睡眠をとることは、内側の機能をメンテナンスし、正常に整え、明日からの活動の質を高めてくれるということを意味します。もちろん美肌にも効果的ですよ。

また、この時間に質のよい睡眠をとることで、翌日の目覚めが違ってきます。すっきりと快適に起きることができますので、いつまでもグズグズとベッドから出られない、などということがなくなります。

ですから、そのために、遅くとも22時半にはベッドに入るようにします（理想は22時までに眠りにつくことです）。眠れなくても電気を消してベッドに入り、目をつぶってからだじゅうの力を抜き、深い呼吸をしてみましょう。

とはいえ、夜更かしが日課だった場合には、いきなり22時半はハードルが高いかもしれませんね。まずは、いつもより30分早く寝てみましょう。無理をしないことがポイントです。

Dr.蓮村の毒出しPoint

早寝は、毒出し力の高いこころとからだをつくります。とくに夜の22時から午前2時のあいだは、こころとからだが内側の機能をメンテナンスする大切なとき。この時間に寝ないで活動していると、そのメンテナンス機能がうまく働きません。

また、この時間帯に寝ていればそれだけ質のよい休息をとることができますので、翌日の活動が充実したものになります。

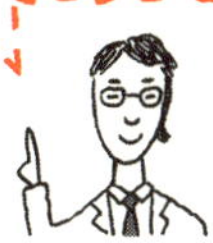

充実した活動を生み出す

●質のよい「睡眠」のお話

より多く活動したい私たち現代人は、睡眠を「活動していない時間」と考え、ついつい「短くしたい」と思ってしまいがちです。

しかし、「活動」と「休息」は同じくらい価値のある、相対的なもの。「活動」だけが異常に優れたものになることはありません。どちらが欠けても、片手落ち。「活動」の質をあげたいと思ったら、「休息」の質をあげなければなりません。

ですから、仕事の効率があがらない、なんだかいつもだるい、朝すっきりと起きられない…そういった不調にさよならするには、質のよい睡眠をとることです。

ところで、睡眠は「何時間眠ったか」でその質を決められることが多いですね。しかし、長ければいいというものではありません。

実は眠る時間帯がとても大切。夜の22時〜午前2時のあいだは、こころとからだに充実した休息をもたらすことができるゴールデンタイム。なるべくこの間に睡眠をとるとよいでしょう。

理想的な睡眠時間は7時間程度です。しかし、夜中の2時から朝の10時まで寝たのと、22時から朝5時まで寝たのでは、後者のほうが格段に充実した睡眠となります。

前者のほうが7時間以上と睡眠時間が長く、よいと考えられがちですが、そうではないのです。重要なのは「長さ」ではなく「時間帯」です。

また、時間帯という意味で避けていただきたいのは昼寝です。昼間の睡眠はこころとからだを重たくしてしまいます。昼食後の昼寝や、通勤中の電車での睡眠などは避けること。

この時間を睡眠時間に換算する人がいますが、むしろ休息という意味では逆効果。余計に疲れてしまいます。

毒出し⑳
寝る前にマッサージをする

忙しい日々のなかで、私たちのこころはさまざまな影響を受け、不安定になりやすい状態です。心配事などでこころが休まっていないと、なかなかゆっくりと眠れないですよね。

限られた時間を充実した深い眠りで満たすために、おでこと足のオイルマッサージをしてから眠りましょう。マッサージには、白ごま油を加熱したマッサージオイル（P44）を使用します。小分けした容器ごと湯せんし、人肌にあたためてからつかいます。眠れないときは、おでこのマッサージオイルをギー（P108）にしてもよいでしょう。

効果を高めるためには、マッサージは静かな場所で行ったほうがよいですね。触感に集中するため、音楽をかけたり、アロマを焚いたりするのは控えましょう。

やりかたは、P47~のオイルマッサージの手順❷と、⑱~㉔を参照してください。おでこのマッサージは、手順❷を10往復します。足のマッサージは、男性は右足から、女性は左足からはじめてください。

いずれも、終わったらオイルが床や布団につかないよう、軽くタオルで拭き取りましょう。

Dr.蓮村の毒出しPoint

寝る前のオイルマッサージは、深く安らかな眠りをもたらします。質のよい睡眠がもたらす恩恵は計り知れません。翌朝からの活動の質がぐんと変わります。

たとえば、良質な睡眠が得られていれば、結果として不眠の原因の心配事さえも消えてしまいます。睡眠がトラブルに対処できる強いこころとからだをつくってくれるからです。

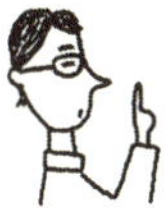

Part 2

食で毒出し

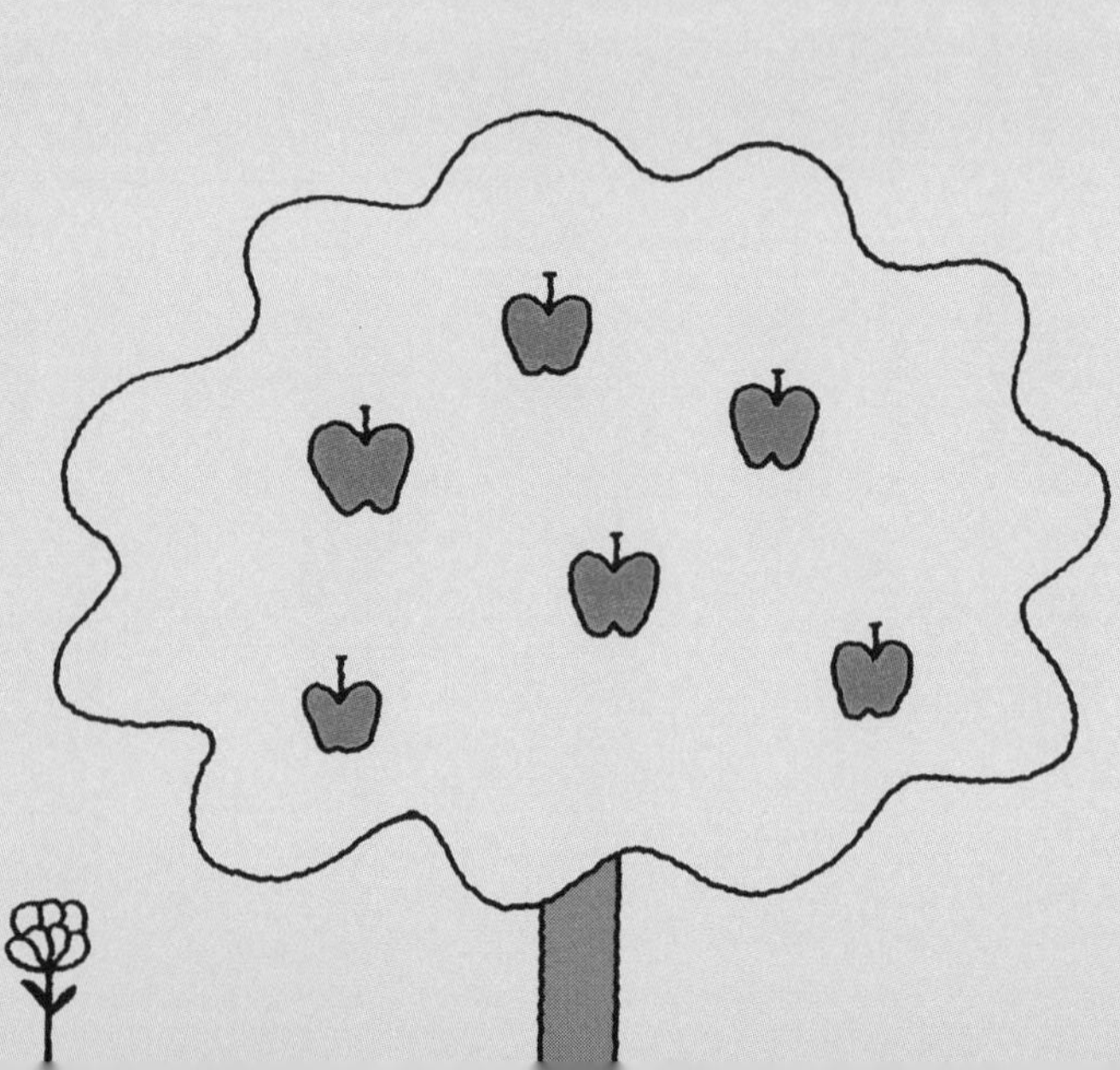

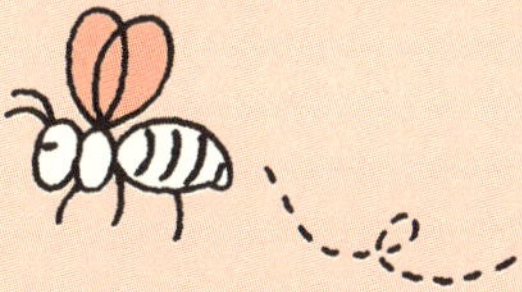

あなたが食べたものが、
あなたのこころとからだをつくります。
どんなものを食べるかはもちろんのこと、
いつ、どのように調理して、
自分がどんな状態のときに食べるか、
食べたあとはどう過ごすか…など、
少し意識するだけで
毒を出すことができる、
その方法をご紹介します。

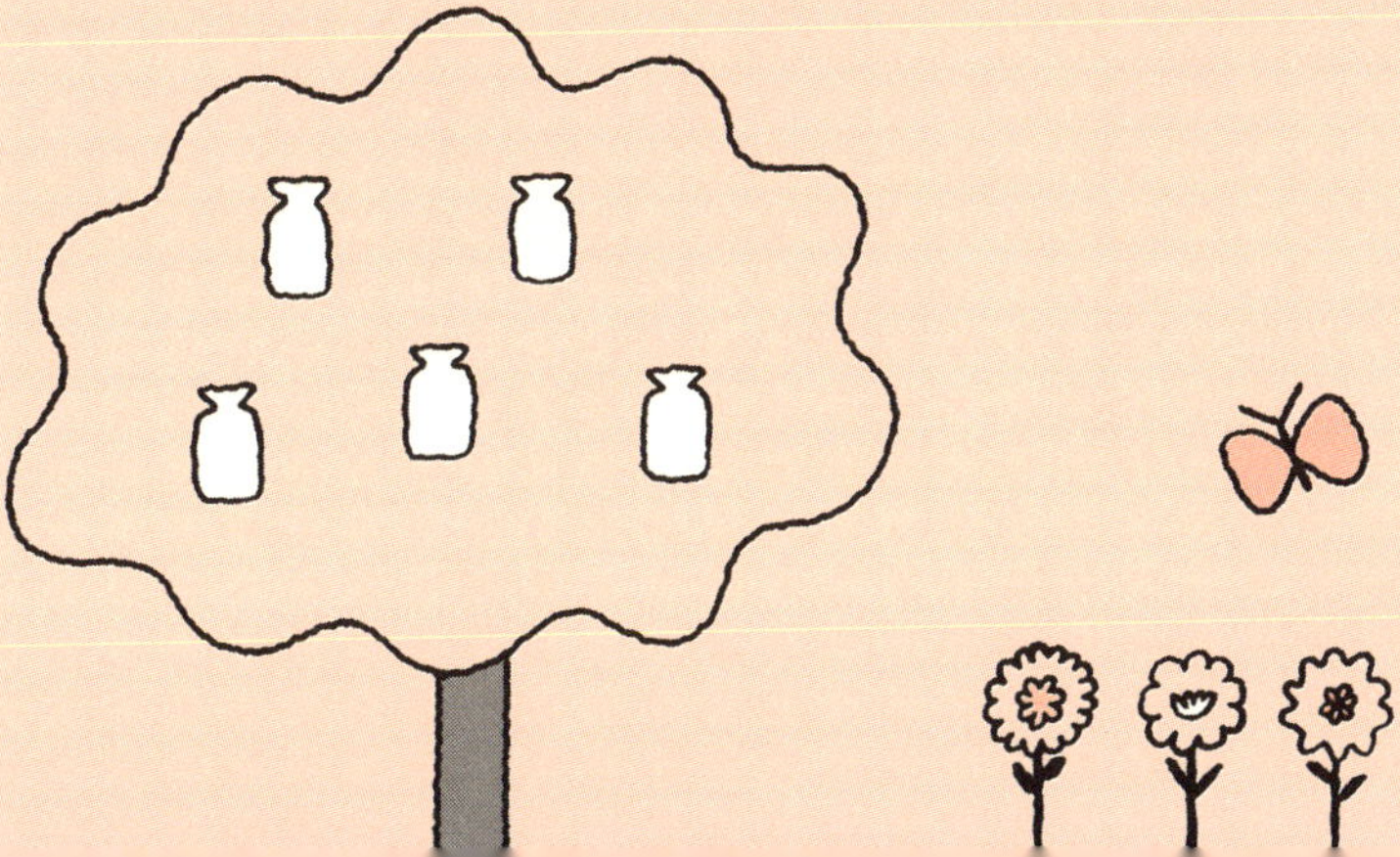

毒出し21

「純粋な質」の食事をする

食事には「純粋な質」を持つものがあります。これを意識してとるようにしてみましょう。条件は以下のとおりです。

●消化によい食べものであること

あたたかく、できたてのものであること。つくってから3時間以内であることが望ましいです。また、ある程度油を含むほうが消化しやすいでしょう。

●新鮮な材料を使っていること

旬の季節に収穫された、とれたて野菜などは格別においしいですね。それが地元のものであれば最高です。その土地でとれた作物は、そこに住む人のバランスを整えるようにできています。

●6つの味を含むこと

甘・酸・塩・辛・苦・渋の6種類の味をとること（詳しくはP122）。

●適量であること

腹8分目とはよく言ったものですが、満腹の4分の3程度が適量です。また、食事は半分固形、半分液体で構成されているとベストバランスです。

そのほか、ギー（P108）、炊きたてのお米、完熟フルーツ、生はちみつ、ホットミルクなどは純粋な質を持っており、エネルギーをチャージしてくれます。

Dr.蓮村の毒出しPoint

食事が持つ「純粋な質」の条件をおぼえておくと、免疫力のあるからだをつくるのに役立ちます。すべてを満たさなくても、条件がそろえばそれだけ、エネルギーの質があがっていくと考えてください。

また、冷たく消化しにくいもの、新鮮でないもの、単純な味のもの…など、逆の条件になればそれだけエネルギーの質が下がりますのでご注意を！

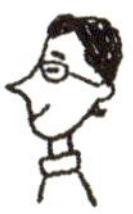

毒出し㉒

白湯を飲む

白湯《さゆ》は、毒出しをしてくれるだけでなく、毒をためにくいからだに整えてくれる、すばらしい飲みものです。

こころとからだをあたためて、代謝をよくし、消化力を高めてくれます。しかも、お湯を沸かすだけでできてしまうので、ほとんどお金もかからないという優れもの。しかし、つくりかたと飲みかたに、少しだけコツがあります。

白湯を飲んでいただきたいタイミングは、まず朝起きたときです。熱い白湯をすするようにして、コップ１杯いただきます。

詳しくは次頁でご紹介しますが、白湯は、たいへん調和的でバランスの取れた飲みものです。朝起きてシャワーでからだの外側を洗うように、からだの内側――胃や腸などの臓器をあたためながら洗って、スタンバイ状態に整備してくれるのです。

朝起きたとき、まず冷たいミネラルウォーターやフレッシュジュースを飲むというかたもいらっしゃるでしょう。コーヒーが欠かせないという声も聞こえてきそうです。でも、朝に冷水やジュース、コーヒーのシャワーでからだを洗おうとはしないですよね。体内も同じこと。からだのメンテナンスには白湯が欠かせないのです。

それから、白湯を食事中に飲むのもおすすめ。消化を助けてくれるからです。食前や食後でなく、食べながら、熱い白湯をひと口すすり、また食べて、またひと口、という飲みかたがよいですね。

とくにダイエットを考えている人は、食後30分たったころにまた½杯飲むようにするとよいでしょう。健康的にやせることができます。

Dr.蓮村の毒出しPoint

白湯は消化力をあげて代謝を整えてくれるので、飲むだけですっきりとやせたり、お通じが順調になったり、吹き出物が消えたりします。こころとからだの「流れ」がよくなり、すっきりするのです。

からだのなかの毒素を溶かし出してくれますし、毒素をためにくい体質をつくってくれます。肉や魚、アルコールなど、毒素をためやすい食事のときは、飲むことを意識してみましょう。

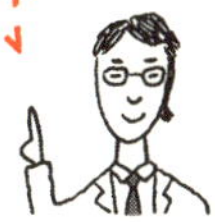

魔法の飲みもの

●白湯のつくりかた

白湯には、アーユルヴェーダでいう「水」「火」「風」という3つのエネルギーが、完全に調和して混ざっているという特徴があります。これはこころとからだをつくる要素と考えられており、この3つの要素のバランスが整うと、人は健康でいることができます。白湯をいただくことは、健康のエッセンスをからだに入れてあげる行為のようなものなのです。

用意するもの

きれいな水……………適量

やかん

（銅製のものがベスト。ホーローなどもおすすめです）

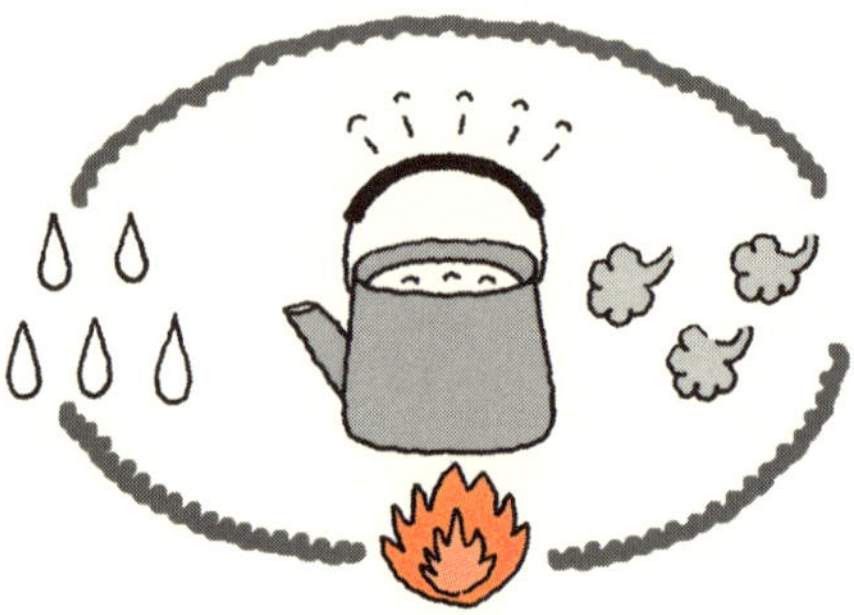

つくりかた

❶ やかんにきれいな水を入れて強火で沸かします。
❷ 沸騰したら蓋をとり、湯気があがるようにします。このとき、風が入るように換気扇をまわすなどしてください。泡がフツフツたっている状態に火加減を調整し、この状態をキープします。
❸ そのまま10～15分間沸かしつづけます。
❹ 沸いた白湯を飲める程度に冷まして、すするようにして飲みます。残りは保温ポットや魔法瓶などに入れておくとよいでしょう。

飲みかたのコツ

- 白湯はなるべく熱い状態で飲みます。ごくごくと飲まずに、すするようにしてください。
- 1日に700～800mℓ（コップ4～5杯程度）が飲む量の目安です。1ℓ以上飲むと、消耗してしまうことがあるので気をつけましょう。
- 一度冷めてしまった白湯を再度沸騰させるのはよくありません。保温ポットに入れたものを、その日都度飲むのはＯＫです。

毒出し㉓
飲みものはホットをチョイス

飲みものも、こころとからだに満足を与える「食事」のひとつ。選びかた次第で毒にも薬にもなる、重要な存在です。

どんなに灼熱の太陽が照りつける日であっても、あたたかい飲みものを選ぶことが毒出しになります。たとえば自動販売機やカフェでドリンクを選ぶとき、アイスではなくホットを選ぶようにしましょう。こころとからだのバランスを乱さずにすみます。

ほとんどのレストランでは、真冬でも氷の入った水が出てきますね。夜の乾杯はキンキンに冷えたビールが定番です。日本という国のライフスタイルでは、冷たい飲みものを知らず知らずのうちに口にする機会がたいへん多いと言えるでしょう。

とくに注意したいのは、アイスコーヒーやアイスティー、アイス烏龍茶などです。これらは、もともと熱い状態だった液体を一気に冷やしてつくられています。その急激な温度変化は、不安定な質を生み出してしまうのです。

このようなものを習慣的に飲んでいると、冷え症や不眠などの症状を引き起こすことがあります。避けるほうが賢明です。

また、アルコールは温度や種類にかかわらず危険な飲みものです。飲むほどに、からだに毒素をためてしまうだけでなく、すでにある生命エネルギーをも破壊してしまう力を持っているのです。

やむを得ず飲まなければならないときは、白湯をチェイサーにしましょう。

Dr.蓮村の毒出しPoint

あたたかい飲みものは、こころを落ち着かせて、ほっとさせてくれますが、からだにとっても同様の効果をもたらします。

反対に、氷の入った飲みものやアイスクリームなどの冷たいものは、こころを不安で落ち着かない状態に導き、からだを冷やして消化力を落としてしまいます。

どうしてもというときは、せめて常温のものを選びましょう。

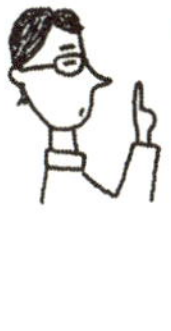

毒出し24
全粒粉の無発酵パンを食べる

昔は米が主食だった日本ですが、近ごろはパンがすっかり市民権を得ています。おいしいパン屋さんは、食にこだわる人たちに大人気。家庭で手軽にパンが焼けるホームベーカリーもヒットしています。ファストフードやコンビニエンスストアなどでも、パンが圧倒的に幅を利かせていますよね。朝食はパンに決めている、というかたも多いのではないでしょうか？

日本の食文化にすっかり馴染んだ人気のパンですが、食べるときに気をつけてほしい毒出しポイントが2点ありますので、ご紹介しましょう。

●イースト発酵のものは避ける

多くのパンには「イースト菌」がつかわれています。いわゆるパン酵母ですが、これが発酵して膨らむことで、ふわふわのパンが焼けます。しかしこのイーストには、疲れやすいからだをつくる性質があるのです。

ですから、イーストなしの無発酵パンか天然酵母パンを選ぶようにしましょう。

●精白小麦のものは避ける

精白した小麦は、穀物のなかでもっとも消化しにくく、毒素となって体内にたまりやすい質を持っています（P60）。重たい質で、体内のあらゆる管を詰まりやすくしてしまうのです。

選ぶなら消化しやすい全粒粉のものがおすすめです。今はパンケーキなども全粒粉のものが多く出ています。香ばしくておいしいですよね。

Dr.蓮村の毒出しPoint

精白小麦とイーストをつかっているパンはたいへん多いです。とくにコンビニやファストフードなどにあるものは、そうと考えて間違いありません。

安定した消化力と精神力を保つために、それらを賢く避けることが毒出しの秘訣です。全粒粉のイーストなしパンを売っているお店を探しておいたり、それがない環境であれば、お米や蕎麦を選ぶなどの工夫をしましょう。

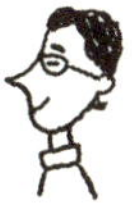

家で手軽につくれる無発酵パン

●チャパティのつくりかた

チャパティは、インドの家庭ではお馴染みの、全粒粉でつくる無発酵パンです。からだのバランスを乱すことなく、消化がよいのでたいへん健康的。

とくにからだが重くだるいときや、消化力が落ちていると感じるときなどに食べるとよいでしょう。

簡単につくることができて、滋養に満ちており、素朴なおいしさがたまりません。ぜひトライしてみてください。

材料(1人分)

全粒粉の小麦……………1カップ
お湯(40℃くらい)……40～50cc
ギー……………………大さじ1 ＊P110参照
(バターやオリーブオイルで代用も可)

つくりかた

❶ 全粒粉の小麦に、室温でやわらかくしたギーとお湯を加え、耳たぶくらいのかたさになるまでよくこねます。

❷ ①を30分以上そのまま寝かせます。

❸ 40g（ゴルフボールくらいのサイズ）ずつに分けて丸め、全粒粉（分量外）をまぶし、麺棒で約2㎜の厚さにのばします。

❹ 油をひかずに熱したフライパンにのせて、両面を焼いたらできあがり。

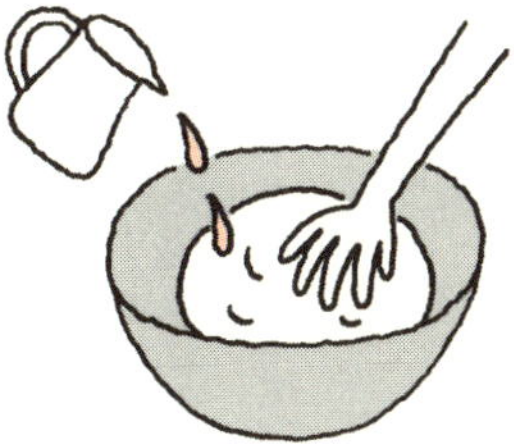

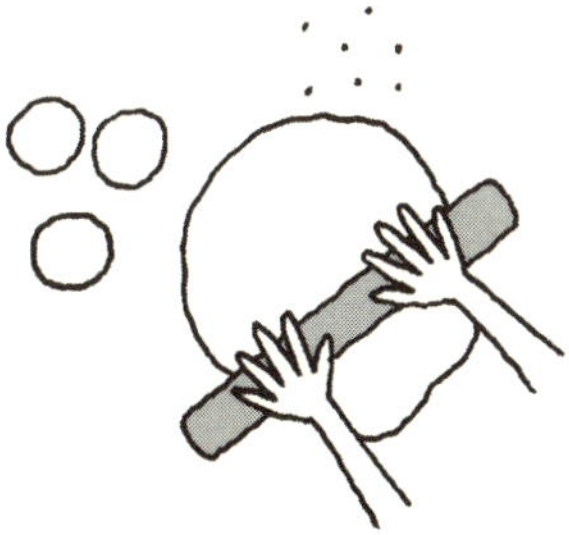

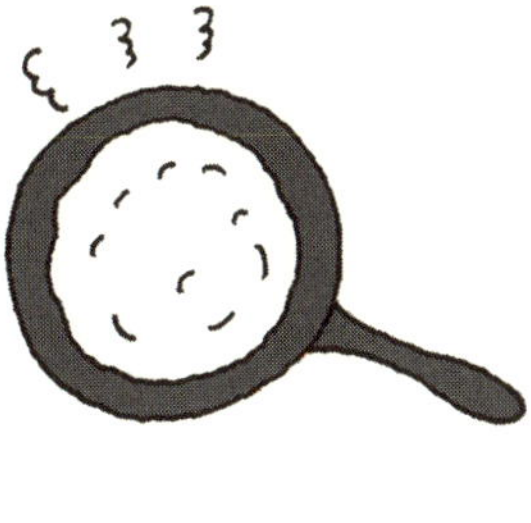

毒出し25
おやつにドライフルーツを食べる

あらゆる人におすすめできるおやつといえば、ドライフルーツです。今日からぜひ取り入れてみましょう。

おやつは、イライラしたとき、エネルギーが足りないと感じたとき、ほっとひと息つきたいときにとりたいものだと思います。

しかし、おやつと聞いてイメージするものには、砂糖やクリーム、小麦粉、油、刺激的な調味料などをつかったものが多いですよね。これらはあまり毒出しには有効ではありません。からだを冷やし、消化力を落としてしまうからです。

ドライフルーツなら、そのナチュラルな甘さがからだのバランスを整え、滋養を与えてくれます。からだを冷やすこともありません。

とくに、レーズン、ドライイチジク、デーツ(なつめやしの実)がおすすめです。

ただし、砂糖がまぶされていたり、オイルでこってりとコーティングされているものなどは避けること。必ず、素材をそのまま乾燥させたものを選んでください。

そのままでもよいのですが、水に30分～1時間ひたすか、少し煮ると、さらに消化がよくなるので、たいへんおすすめです。あたたかくてやわらかく、甘みも増すので、満足度があがり、食べ過ぎも防ぐことができます。

ドライフルーツは、おやつだけでなく、朝食にしてもいいでしょう。牛乳と一緒にコトコト煮たり、ホットミルクにひたしていただくと、すぐ滋養になり、午前中を元気に過ごすことができます。

Dr.蓮村の毒出しPoint

ドライフルーツは、その素材をいかした甘さがからだに滋養を与えてくれます。疲れたときのおやつとしてぜひ取り入れましょう。

ちなみに、イライラしやすいときはレーズン、貧血ぎみのときはプルーン、精神的な緊張が続いたり、不規則な生活で便秘になりがちなときにはひと晩水にひたしたドライイチジクをチョイスするとよいですよ。

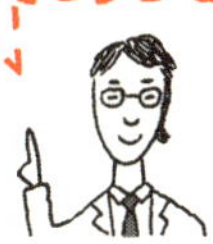

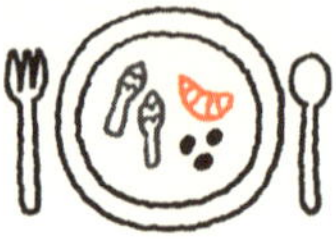

毒出し26

加熱したものを食べる

健康によい食事法や食べものについての話題は尽きません。納豆がよいとか、バナナがよいとか、塩麹がよいとか…。まだまだ「なにを」食べると健康によいか、といった視点のみで語られがちです。

ですが、「なにを」と同じように「どのように」食べるか、ということも重要。そのひとつは時間です。朝や夜よりも昼のほうが消化力はあがりますから、ボリュームのあるものは昼食に食べるのがもっともよいといえます。

同様に、調理法も健康に大きく影響します。基本的には、どのようなものでも生の状態より加熱したほうが消化しやすくなります(ただし、はちみつは除く)。もっとも消化がよいのはあたたかいスープ。次に蒸したもの、煮もの、それから焼いたもの。もっとも消化しにくいのが生ものです。

ですから、お刺身の盛り合わせよりも魚の煮付け、シーザーサラダよりミネストローネスープや温野菜のバーニャカウダ、海鮮丼より親子丼、というように、加熱されたものをチョイスするようにするとよいでしょう。

ローフードやリビングフードといった考えかたがあります。いっさい加熱をせず生の状態でいただくことで、生きた酵素やビタミンなどをダイレクトに取り込むという健康法です。

確かに、消化力が高い人には有効な場合もあります。たとえば、日本人よりも消化力の強いからだを持っている欧米人にはよいかもしれません。しかし、私たち日本人にはあまり適さない健康法と言ってよいでしょう。

Dr.蓮村の毒出しPoint

どんなにビタミンやミネラルなどの栄養素に富んだものでも、それがしっかりと消化吸収されてはじめて、こころとからだの滋養となります。

とくに女性には、サラダやお刺身などはヘルシーなイメージで人気なのではないでしょうか。しかし、生ものは消化しにくいだけでなく、からだも冷やしてしまいます。とり過ぎには注意しましょう！

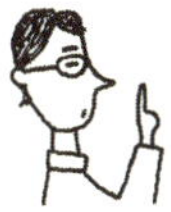

毒出し27 バランスを乱す食べものを避ける

今日のあなたの健康状態や消化力がどんな状態であっても（どんなに調子がよくても）、以下の食べものは避けたほうが賢明です。

●きのこ類

きのこはローカロリーでヘルシーなイメージがありますよね。まただしもとれますのでうまみがあり、ひろく人気のある食材です。

しかしきのこには、神経系のバランスを乱す質があります。ですから、とり過ぎるとイライラしたり、攻撃的になったり、また不安で落ち着かない精神状態におちいることがあります。こころのバランスを取るために、極力食べないようにしましょう。

●ピーナッツ

ナッツ類は、タンパク質と脂肪分が豊富で、ローフードやマクロビオティックを実践する人や、ヴェジタリアンに愛されている食材と言えるでしょう。とくにアーモンドは目によく、ピスタチオは婦人科系トラブルに有効。賢くとりたいものです。しかし、ピーナッツには気をつけなければいけません。きのこ同様、神経系のバランスを乱してしまいます。

●じゃがいも

じゃがいもの芽には毒がある、とよく言われますが、実はじゃがいも全体にも少ないですが、その毒があります。とくに神経をつかう仕事や、こころの平安を大切にしたいかたは(でも、そんなの、みんなそうですよね)避けたほうがよいでしょう。

Dr.蓮村の毒出しPoint

きのこ、ピーナッツ、じゃがいも、他には生のたまねぎや生のキャベツなども、神経系のバランスを乱し、不安定にしてしまう質があります。

これらの食品を避けるのは、前向きに対処できるこころをつくることに繋がります。たとえば、なにか悲しいことやショックなことがあったとき、必要以上に動揺して不安になるのではなく、どっしりと構えることができるようになるのです。

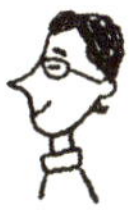

毒出し㉘ 食事の前にジュースを飲む

ついつい過食してしまう、甘いものに手が伸びてしまう、毎回食後にデザートを食べないと落ち着かない…そんなくせがついていませんか？

これらは、こころが不安定な状態にあるために起こってしまう症状です。ストレスがたまってイライラしていたり、心配事があるなど、不安定なこころのままでいると、つい量を食べ過ぎてしまったり、クリームやバター、チーズ、油などのこってりとしたもの、砂糖をつかった甘いもの（いずれもどっしりと重い質を持ちます）を食べたくなってしまいます。重たいものを取り込んで不安定な状態を落ち着かせようと、本能が働いてしまうのです。

しかし、本能にまかせて食べ放題にしていると、からだの持つ消化力以上のものが体内に入ることになり、その結果、未消化物が毒素となってたまっていってしまいます。メタボを招くダウンスパイラルです。

「食べる」という行為には、精神面が大きく関係します。お腹がとっくにいっぱいになっているのに、気持ちが満たされていないと、いつまでも食べてしまう、ということがありますね。お腹と気持ちの両方が満たされると、人は自然に食べることをやめます。

また、最近食べ過ぎている、ダイエットしたい、などといった切迫した気持ちから、無理に食事制限をすることは、結果として過食を招く危険性があります。ここ ろが満たされていないからです。

実は、食べたいものを無理にがまんすることなしに、食べ過ぎを解消する方法があります。

食前にコップ1杯のジュースを飲んでみてください。ざくろやりんご、ぶどうなどの甘いジュースがおすすめ。なるべく、濃縮果汁還元のものではなく、ストレートの果汁100％のものにしてください。もちろん加糖のものは避けましょう。

また、常温であることもポイントです。冷たいものはからだを冷やして、消化力を下げてしまうからです。

コップ1杯のジュースは、空腹はもちろんのこと、気持ちも落ち着かせてくれます。安定した気持ちになってから食事に入ると、適量で満足することができます。こころとからだ両方の面から、食べ過ぎを抑えてくれるのです。

また、消化力も安定させてくれますので、毒のたまりにくい健康なからだをつくってくれます。


ジュースの他には、あたたかいスープやお味噌汁などでも結構です。ポタージュのようなコクのあるものなら、満足感も得られやすいですね。

あまりたくさん飲んでしまうと、その後の食事が入りませんのでご注意を。100ccくらいを目安にするとよいでしょう。


ちなみに、食前酒はいけません。

アルコールはこころを落ち着かせるどころか、気持ちを不安定にさせてしまう質があります。また、アルコールを飲むと、食欲はあおられるのですが、消化力があがったり、安定したりすることはありません。焼酎のお湯割りなど、あたたかいものであっても同じです。

もっともよくないのはビール、サワー、シャンパン、スパークリングワインなどの発泡酒です。泡がさらに食欲をあおりますし、冷たいので消化力がてきめんに弱ります。食欲があがれば当然食べる量が増えますが、消化力はむしろ落ちているわけですから、未消化物がつくられ、からだに毒素がたまってしまいます。

Dr.蓮村の毒出しPoint

食事の前に、1杯の甘いジュースを飲むと、消化力が整い、空腹も適度に落ち着き、さらにこころが安定します。ゆったりと満たされた気持ちで食事ができるので、過食を防いで、毒のたまりにくいからだをつくってくれます。

ジュースは、常温であること、果汁100%のものであることが大前提。ジュースのかわりに、あたたかいスープやお味噌汁でも構いません。

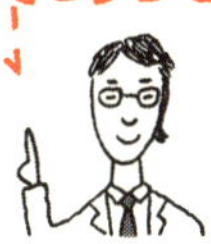

毒出し29

毎食、あたたかいスープを飲む

食事には、なるべく毎食あたたかいスープを取り入れてみましょう。

あたたかいスープは、からだをあたためるだけでなく、胃腸にやさしくてすみやかに栄養になり、また消化力を高め、不安定なこころを落ち着かせてくれるという、たいへん優れたメニューです。

現代人は、基本的に食べ過ぎています。量だけの問題ではありません。消化しにくいものを組み合わせたり、間違った時間帯に食べるなどといったことも含めて、からだのなかに未消化物をつくりやすいのが、現代人の食生活。食べることによってからだの毒をためやすい傾向があるのです。

「からだをあたためること」と「消化力をあげること」は、毒出しの基本メソッド。あたたかいスープは、この両方を一気に満たしてくれる存在なのです。

スープの具は野菜を中心にしたものがよいでしょう。

とくにおすすめの野菜はアスパラガスと小松菜です。アスパラガスの穂先は、もっとも生命エネルギーに満ちた食べもののひとつとされています。小松菜は、刻んで具としていれてもよいですし、ペースト状にしてだし汁で割ったような、ポタージュタイプもおすすめ。ポタージュタイプは、全般的により消化がよくなります。

肉や魚は消化に負担がかかりやすいですが、スープでとるならある程度ＯＫ。とくに鶏肉や、あさりや小魚などの小さな魚介類をチョイスするとよいでしょう。

Dr.蓮村の毒出しPoint

あたたかいスープは、「からだをあたためる」「消化力をあげる」という、毒出しに不可欠なふたつのパワーをあわせ持つメニュー。なるべく毎食、取り入れるようにするとよいでしょう。

とくに野菜をたっぷり煮込んだものや、しょうがを入れたものを積極的に取り入れましょう。食事の最初にいただくと、さらに消化力が安定します。

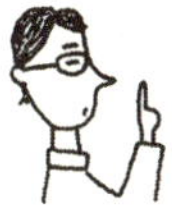

おすすめスープメニュー

●揚げ車麩と炒め野菜のスープのつくりかた

肉や魚はつかっていませんが、車《くるま》麩《ぶ》を揚げているので豊かなコクがあり、満足度の高いスープです。
野菜はこれ以外にもいろいろなものを試してみましょう。もしあれば、塩は白い岩塩をつかうとさらによいですよ。

材料（2人分）

車麩……………25g
さやえんどう……10枚
キャベツ…………大2枚
にんじん…………1/4本
しょうが…………1かけ
クミン（粒）………小さじ1/2

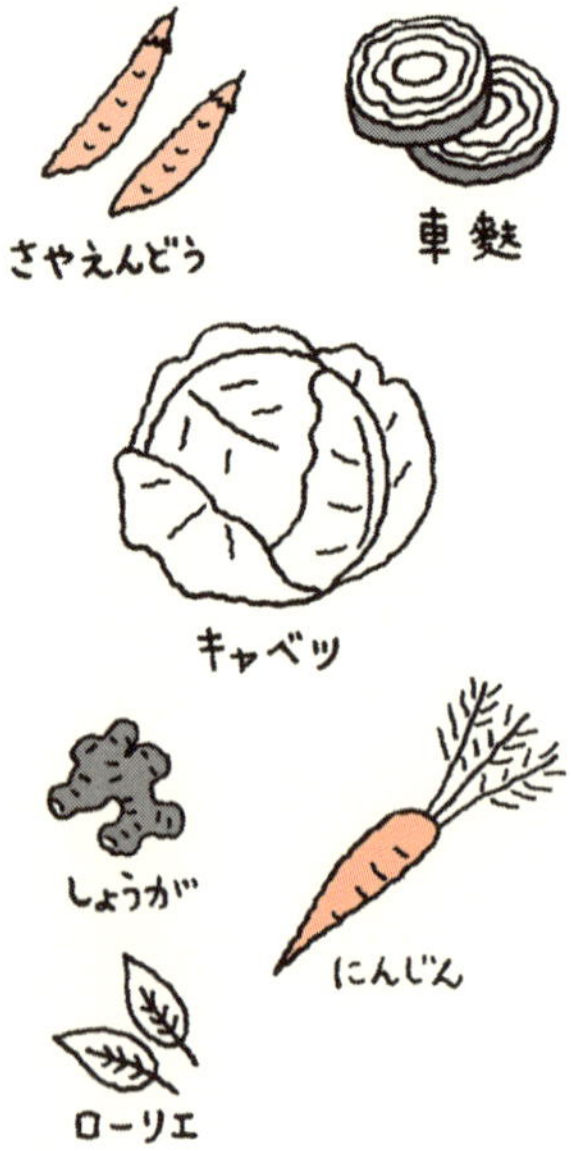

ローリエ……………1～2枚
塩…………………小さじ⅔
黒こしょう…………少々
昆布だし汁…………400cc
ひまわり油…………大さじ1

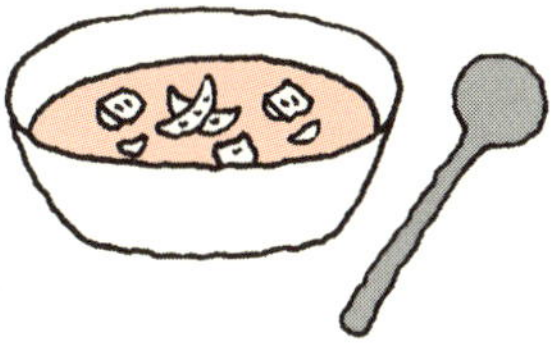

つくりかた

❶ 水で戻した車麩は、水気を軽く搾って
ひと口大の大きさに切り分け、
油（分量外）でさっと揚げます。
さやえんどうは筋を取ってさっと茹で、
ざるにあげて冷まします。
キャベツとにんじんは食べやすい大きさに切り、
しょうがはみじん切りにします。

❷ 鍋にひまわり油とクミンを入れて火にかけ、
クミンのまわりが泡立ちはじめたら、
しょうがを加えて炒めます。
香りがたってきたら、
さらにキャベツとにんじんを加えて炒めましょう。

❸ ②の野菜がしんなりしたら、昆布だし汁と揚げた車麩、
ローリエを加えて7～8分煮ます。

❹ 塩と黒こしょうで味を調えて、
器に盛り、さやえんどうを散らしたらできあがり。
できたてをいただきます。

毒出し30

調理にギーをつかう

健康に気をつけているからといって、カロリーやコレステロールなどの観点から、油を敵視する人もいるようですが、食事に適度な油が含まれていることはとても大切です。油のない食事をとり続けてはいけません。

油が少なすぎる食事は消化しづらく、また消化力そのものを弱めてしまいます。また、油は肌の色ツヤや、その人のしっとりとやわらかい魅力をつかさどりますので、抜いてしまうとカラカラのガサガサに。よい油を調理にうまく使用しましょう。

もっともよいのは、無塩バターを使用して特別に精製する油「ギー」です。特別と言っても難しいものではなく、ご家庭で簡単に、誰にでもつくることができます。次頁にご紹介しますので、ぜひつくってみましょう。

ギーは、不純物をまったく含まず、滋養にあふれたとても純粋な油。毎日の調理に用いると、安定した強い消化力を維持することができます。また、免疫力があがりますので、病気にかかりにくいからだをつくってくれます。

また、その甘くてふんわりとした独特の味は、こころの満足感をもたらし、精神的な安定を助けてくれます。

おすすめは野菜炒めやスープに使用すること。あたたかいできたてをいただくことで、ギーの素晴らしい質を取り入れることができます。また、にんにくをスライスしたものをギーで炒めるとたいへん優れたエネルギー食になります。消化力が落ちているとき、体力を消耗しているときなどにとるとよいでしょう。

Dr.蓮村の毒出しPoint

健康に気をつかうなら、油を抜いた食事はいけません。よい油が肌ツヤや消化力の安定をもたらし、老化を防止してくれます。

もっともおすすめの油はギー。滋養があり、消化力と免疫力を高めてくれます。他には、からだをあたためてくれるひまわり油もおすすめ。暑がりで汗をかきやすい、胃が荒れやすいといった人はオリーブオイルもよいでしょう。ごま油は目や皮膚の病気になりやすいので、調理にはあまりおすすめしません。

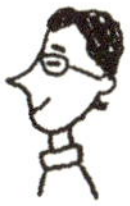

滋養にあふれた油

●ギーのつくりかた

ギーは、無塩バターを精製し、
たんぱく質と水分を取り除いた純粋な油。
あらゆる油のなかで
もっとも滋養に満ちているとされています。
定期的に調理に取り入れ、
毒出し力の高いこころとからだをつくりましょう。

用意するもの

無塩バター……………適量
鍋（鍋底が見える白いホーローや、透明なガラスがおすすめです）
大きめのスプーン
ガーゼ
ボウル
保存用ガラス容器（密閉できるもの）

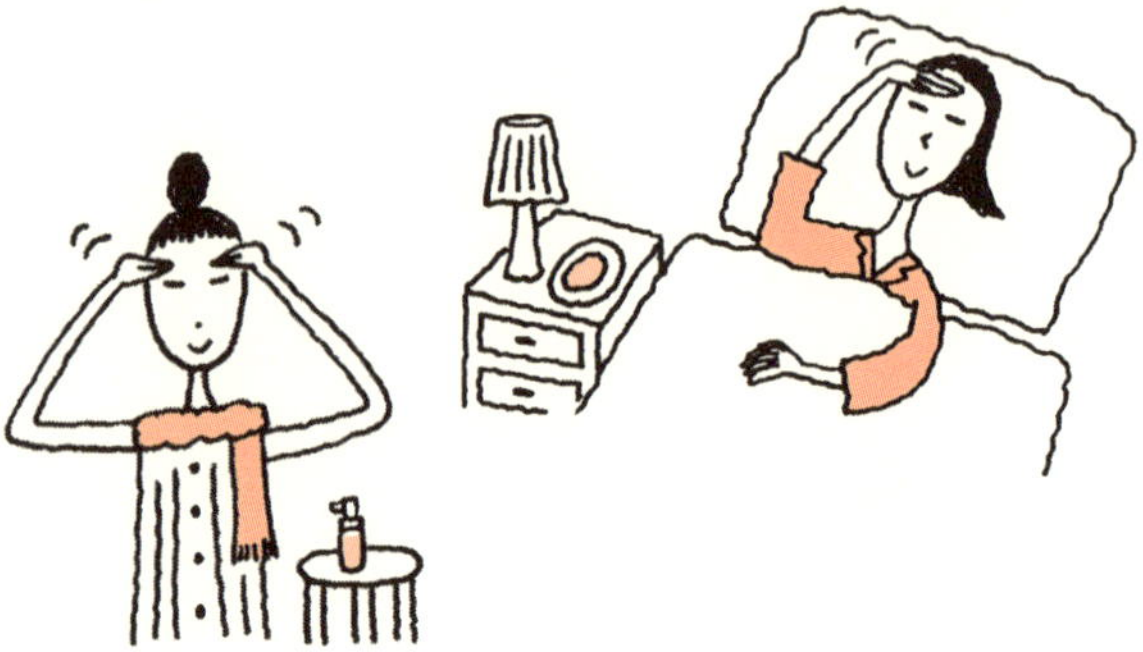

つくりかた

❶ 無塩バターを鍋に入れて中火にかけます。
❷ しばらくするとバターが溶け出して
黄金色の油（液体）になり、
表面に白いクリームが浮いてきます。
この状態になったら、弱火にします。
❸ かき混ぜないよう気をつけて、
表面に浮いてきた白いクリームを
スプーンですくい取ります。
❹ 油の色が透明になり、
鍋の底が焦げつきはじめたら火を止めます。
❺ 少し油が冷めたら、ガーゼでこしながら、
煮沸消毒したガラスの容器に移します。
❻ 直射日光や高温の場所を避けて保存し、
2ヶ月を目安につかい切ります。

つかいかた

- 食用油として、
どんな料理にも使用できます。
- 眠れないとき、
おでこに塗ると眠りやすくなります。
- 火傷をしたとき、患部に塗ると、
痛みがやわらぎ治癒を促進します。
- 皮膚の表面にできた炎症部分に塗ると、
治癒を促進します。
- 疲れ目やかすみ目、ドライアイなど、
目に不調があるとき、
まぶたに塗ると症状が軽減します。

毒出し㉛
料理に氷砂糖をつかう

料理に甘さがほしいとき、一般的には砂糖を使用します。

しかし、砂糖、とくに精製した白砂糖には、こころとからだを鈍く重い状態にしてしまう質があります。とり過ぎてしまうと無気力、抑うつなどの症状をもたらすことも。極力とらないほうがよいもののひとつです。

甘いものがほしいときにもっともよいのは、生のはちみつです（『毒出し㉝生はちみつを食べる』（P116）をぜひ参照ください）。滋養に満ちていて、良質なエネルギーとなってくれます。しかし、はちみつは加熱すると毒素になってしまうので、調理に使用することはおすすめしません。

加熱調理には、氷砂糖の使用がおすすめです。氷砂糖は通常の砂糖ほど重い質を持ちません。

なぜなら、「結晶化」している氷砂糖は、アーユルヴェーダでは「乾いた質」を持つとされ、消化を助ける存在として考えられます。氷砂糖は、消化に必要な「火」を燃やすときの「薪」の役割を担うのです。薪は乾いているとよく燃えますよね。

アーユルヴェーダでは、つわりのとき、その症状のための薬草と氷砂糖を一緒に服用するよう処方します。つわりを軽減するには、たまっている毒を出さなければなりません。氷砂糖の「薪」の質が、毒出しを後押ししてくれるわけです。

生はちみつのように、滋養に満ちているというわけにはいきませんが、調理の際に甘さがほしい場合には適していると言えるでしょう。

Dr.蓮村の毒出しPoint

加熱調理の際、料理に甘さがほしいときは、精製の白砂糖ではなく氷砂糖をつかうようにしてみましょう。

氷砂糖には、白砂糖のように、こころとからだを鈍く重い状態にする質が含まれていません。また、多少消化を助ける力があります。

ダイレクトに食べるときは滋養の多い生はちみつ、加熱調理のときは氷砂糖、とつかい分けるとよいでしょう。

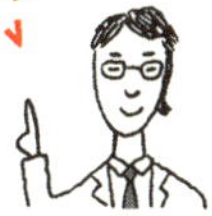

毒出し㉜ しょうがを食べる

しょうがは万能な毒出しスパイス。からだの毒出し力をあげることができ、同時にすでにある毒素を体外に排出してくれます。

キッチンに常備して、毎日の料理に賢く利用しましょう。おすすめの取り入れかたをご紹介します。

●白湯と合わせて

朝、白湯（P84）を飲むときに、生のしょうがをスライスしたものやすりおろしたものを加えてみましょう。

また、白湯を沸かす段階からしょうがのスライスを入れておくと、ジンジャーティーに早変わり。すすっていると、こころとからだがポカポカと、みるみるあたたかくなるのがわかるでしょう。ジンジャーティーにした場合、飲むのは日に2〜3杯までにとどめましょう。

●レモンジンジャー

1かけのしょうがをみじん切りにして、ティースプーン1杯のレモン汁と塩少々を振りかけます。食事の30分前に食べましょう。白湯に入れてもOK。

ほかにも、炒めものやスープ、味噌汁、煮ものなどにどんどんつかいましょう。レモン汁や昆布だし汁との相性はとくに抜群です。

ただし、しょうがはやや刺激が強いので、胃炎や胃潰瘍など胃腸系の疾患がある場合は避けましょう。

Dr.蓮村の毒出しPoint

しょうがを白湯と飲んだり、料理につかうだけでも、食後の胃もたれや眠気の解消、ダイエット、冷え症の改善などに効果があります。

それは消化力があがるからです。消化しきれない毒素が体内に蓄積されると、これらの症状は起こります。

消化力があがれば、やる気も出ます。仕事や勉強、家事などもはかどり、自分に自信が持てるようになるでしょう。

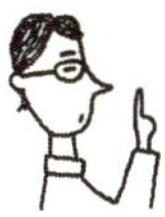

毒出し33

生はちみつを食べる

はちみつは、生命エネルギーにあふれた、たいへんすばらしい食品です。古来より薬としても珍重されてきました。

豊潤な甘さに満ちていますが、砂糖やクリームのようにからだを重くしたり、冷やしたりすることなく、活力を与えてくれます。疲れたときなど、ぜひ積極的にとりたいものです。

ただし、食べかたにいくらかのコツがあります。

まず、40℃以上の熱を加えないこと。あたたかいコーヒーや紅茶に入れればもちろん温度はあがってしまいますし、クッキーやケーキなどに入っているものは、焼いているわけですから結局加熱されています。

はちみつは、40℃以上の熱が加わると、白湯などを飲んでも溶け出すことなく、体内にとどまり続ける強力な毒素になってしまうのです。

ですから、生のはちみつでなければなりません。日本で売っている一般的なはちみつには、加熱処理されたものが多く存在します。表示ラベルなどを確認して、非加熱、もしくは低温処理のものを選ぶようにしましょう。

それから、甘いものや炭水化物と一緒にとらないことです。この組み合わせはからだを冷やして、重たくしてしまいます。

基本的には、単独で、食間の空腹時に食べるのが、よい滋養となりますのでおすすめです。1日に小さじ2～3杯が適量でしょう。レモン汁と冷めた白湯で割って、はちみつレモンジュースとして飲んでも、胃腸が浄化されて、ダイエットによいですよ。

Dr.蓮村の毒出しPoint

生のはちみつをそのままで食べると、あなたに最高のエネルギーをもたらしてくれます。肌のツヤ、いきいきとしたこころ、免疫力のあるからだ、自分に対する自信などがアップして、魅力的になっていきます。

ですから、甘いものがほしくなったときには、ぜひはちみつを！　食べかたには十分に注意して、積極的にとりましょう。

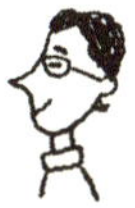

毒出し34
ホットミルクを飲む

牛乳は、たいへん滋養にあふれている優れた飲みものです。からだを強くして、こころに喜びを与えてくれます。

しかも消化がとても早く、飲んで30分後には、即エネルギーになってくれます。純粋性にあふれた栄養素ですから、免疫力を高め、魅力的にいきいきと輝くための力をくれるのです。

ただし、飲みかたを間違えると、滋養どころか毒素になってしまうので、注意が必要です。

牛乳は必ず「あたためて」「空腹時に」飲むのが毒出しのポイント。

たとえば、夕方、まだ夕食まで時間があるのにお腹がすいたな…と感じたらホットミルクを、といった飲みかたがよいのです。ハンバーガーを食べながら冷たい牛乳を飲んだり、食後にミルクシェイクをチョイス、などはNG例となります。

また、基本的には「単独で」飲むようにします。

とくに、消化しにくい肉や魚、卵、酸味の強いヨーグルトや果物、大根、にんにくや塩などとは、一緒にとったり、混ぜたりしないこと。お米やシリアル、クッキー、ドライフルーツなど、甘い味を持つものとであれば、一緒にとってOKです。

夜寝る前や夕方に空腹を感じたら、1杯のホットミルクをどうぞ。少しのドライフルーツと一緒に、少し煮込んでもよいですね。

甘くしっとりとした質が、こころとからだの両方に満足を与えてくれます。

Dr.蓮村の毒出しPoint

最近は、牛乳がからだによくないという説もあるようです。しかし、「あたためて」「単独で」「空腹時に」。これらの正しい方法で牛乳を飲めば、強さや満足感、幸せな気持ちなどをもたらしてくれるでしょう。

不安なときや寂しいときには、ホットミルクがこころの内側を甘くやさしい幸福感で満たしてくれます。飲むとこころがほっとするのは、牛乳が持つ質によるものなのです。

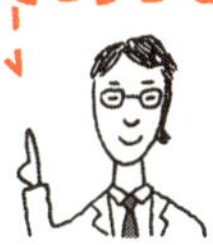

毒出し35
新鮮な野菜を食べる

新鮮な野菜はいきいきとした生命力にあふれています。そのエネルギーをダイレクトにいただくことができるだけでなく、全般的に消化もよいので、積極的に食べましょう。

とくに、日に当たって育つ野菜（葉ものや実ものなど）は質が軽くて消化しやすく、からだをあたためてくれます。根野菜のほうが、消化に少し時間がかかります。

なかでも、新鮮なアスパラガスの穂先は、滋養にあふれた最高の食べものと言われます。こころとからだのバランスを整えて、免疫力を高めてくれます。

また、根野菜であってもかぶや大根、にんじんは消化しやすいのでおすすめです。

なんとなくからだが重い、便秘がち、肩こりや頭痛など、体内の「流れ」が悪く感じる、イライラしやすい、抑うつっぽい気分になる、そんな日は、ぜひ新鮮な野菜を食べましょう。肉や魚はそういった症状を悪化させてしまうことがありますので、控えめに。

全般的に、生よりは加熱したほうが消化によく、からだもあたたまります。ギー（P108）で炒めたり、スープや味噌汁の具にする、などは理想的な食べかたですね。

また、大切なのは新鮮であることです。野菜であっても冷凍食品や、冷蔵庫で長く保存したものなどは、そのエネルギーが半減。収穫したものをその日のうちに、というのが理想です。なかなか難しいとは思いますが、産地直送のものを販売するお店を探しておくなどの工夫を。オーガニックであれば、なおさらよいでしょう。

Dr.蓮村の毒出しPoint

とれたての新鮮な野菜は、消化吸収しやすくエネルギーにあふれ、どんなものにもかえ難い価値を持っています。とくに消化力の落ちる朝や夜には、野菜中心の食事をこころがけたいもの。

新鮮な野菜というとサラダなど生のものを連想するかもしれませんが、加熱したものが正解。蒸したり炒めたり、スープでいただきます。オーガニックのものや、旬のものを選ぶことも大切です。

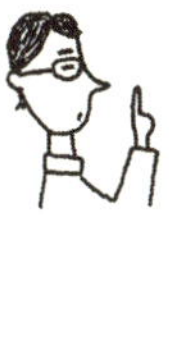

毒出し㊱

毎食、6つの味を食べる

「毒出し㉑『純粋な質』の食事をする」（P82）でもお話ししましたが、食べものには6種類の味が存在しています。

甘い・酸っぱい・しょっぱい・辛い・苦い・渋い、です。

これら6つの味を、少しずつでもいいので、一度の食事ですべてとりましょう。

こころとからだのバランスが整います。

●甘味——イライラを鎮めてバランスを整える

・米、大麦、小麦、とうもろこしなどの穀物
・レンズ豆、大豆、グリーンピースなどの豆類
・牛乳、ギー（P108）、クリーム、バターなどの甘い乳製品
・イチジク、ぶどう、柿、西洋梨などの甘い果物
・ドライフルーツ

・いも類、にんじん、カリフラワー、砂糖大根（てんさい）などの野菜
・黒砂糖、三温糖、白砂糖、はちみつ

●酸味――注意深さ、集中力を高める
・レモンやオレンジ、ライム、グレープフルーツ、すももなどの酸味のある果物
・ヨーグルトやチーズ、サワークリームなどの乳製品
・果実酒、酢、サワーキャベツなど発酵させたもの
・炭酸飲料

●塩味――不安定な気持ちを落ち着かせる
・岩塩、海塩などのあらゆる塩類
・塩辛い漬けもの、ふりかけなどの塩を含むもの
・しょうゆ、味噌などの塩を含む調味料

●辛味――行動する元気とやる気をもたらす
・黒こしょう、チリ、しょうが、クミン、カルダモン、にんにくなどのスパイス類

・オレガノ、タイム、ミント、ローズマリーのようなさわやかなハーブ類
・大根、かいわれ大根、たまねぎなどの生野菜

● **苦味——自分と向き合い、意識を高める**
・チコリ、ゴーヤ、グリーンキャベツ、芽キャベツ、ピーマンなどの野菜
・ほうれん草、セロリなど緑の葉野菜
・オリーブ、グレープフルーツ、カカオなどの果物
・ターメリック、フェヌグリークなどのスパイス

● **渋味——協調性がほしいときに**
・くるみ、ヘーゼルナッツなどのナッツ類
・レンズ豆、大豆、グリーンピースなどの豆類
・レタスなど緑の葉野菜、ほとんどの生野菜
・ざくろ、柿、いちご類、ほとんどの未熟な果物
・はちみつ

6つの味を持つ主な食品

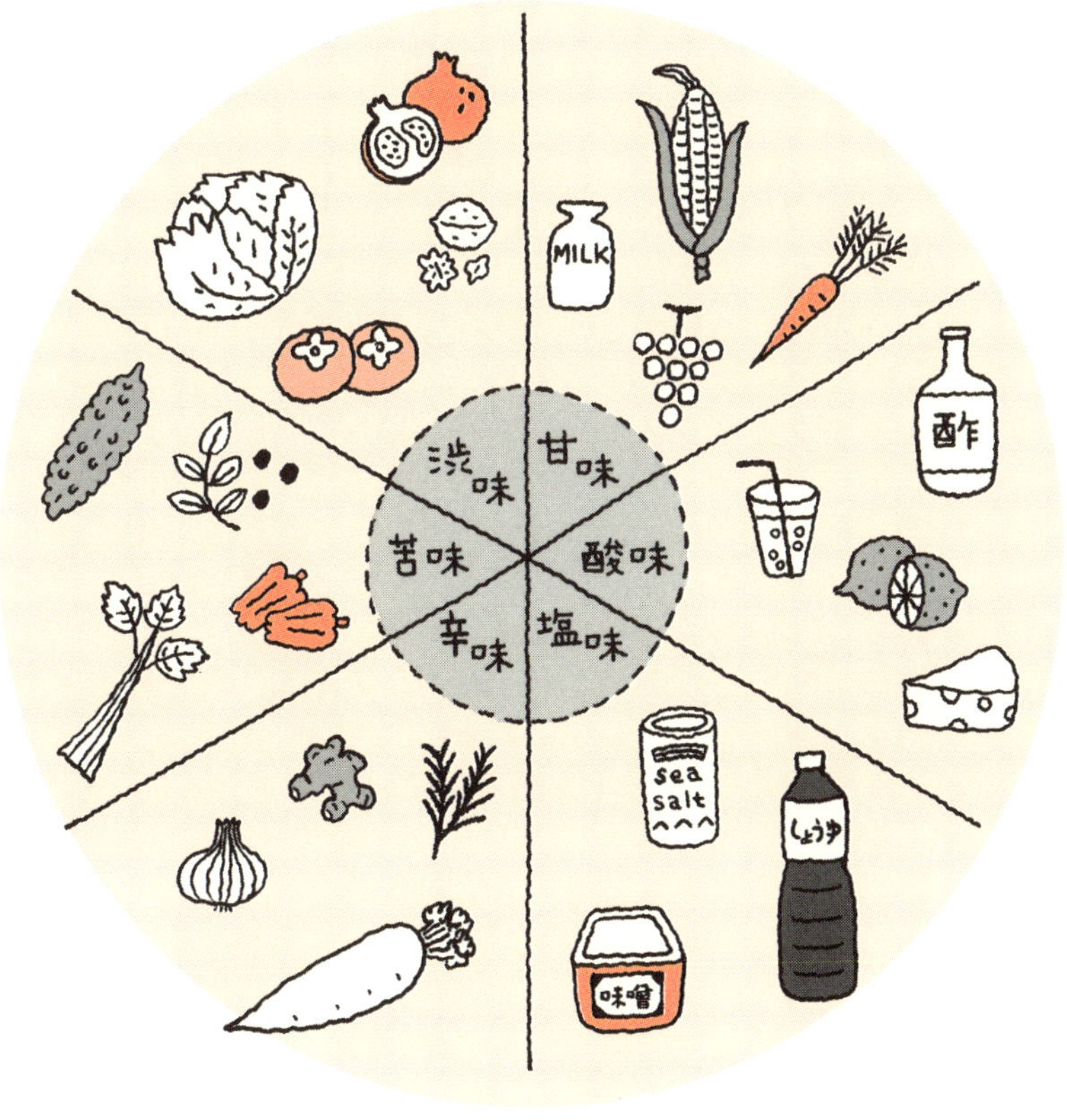

6種類のメニューを食べなければならないという意味ではありません。グレープフルーツのように、複数の味が含まれる食材もあります。

また、たとえば、蒸した芽キャベツとにんじんに、岩塩とレモンを絞っていただく、といったメニューには、キャベツの苦味、にんじんの甘味、岩塩の塩味、レモンの酸味が共存しています。

Dr.蓮村の毒出しPoint

すべての味をバランスよく取り入れることは、深く複雑な味わいを生み出し、充実した食事をしたという満足に繋がります。食べ過ぎの防止にもなりますね。

同時にからだのバランスを整え、消化力をあげる働きがあります。ひとつの味に偏った単純な食事は、健康を損なう恐れがありますので気をつけましょう。

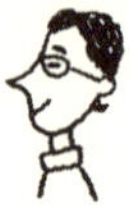

毒出し37 料理にスパイスをつかう

台所にスパイスをそろえ、ちょっとした体調不良のときに活用する「キッチンファーマシー（台所薬局）」の考え方は、インドではとてもポピュラー。いつもの料理に、気軽にスパイスをプラスしてみましょう。

●**クミン**

消化力をアップして、毒出ししてくれる代表選手です。香ばしさを活かすなら、軽く炒めるとよいですね。食欲も高めてくれます。

●**ナツメグ**

花粉症を持っている人におすすめ。また、ホットミルクに少し振りかけると、安眠効果が期待できます。

●ターメリック

肝臓や血液を浄化し、皮膚をなめらかな色ツヤに整えてくれます。

●カルダモン

精神安定の作用がありますので、甘いおやつにプラスしたり、ホットミルクやラッシー（インドのヨーグルトドリンク）などに入れて香りを楽しみましょう。

●黒こしょう

毒素を燃やして、消化管を浄化してくれます。ただし、しょうが同様、刺激が強いので、胃炎や胃潰瘍などの場合は控えめに。

●シナモン

からだをあたため、消化力を高めます。心臓と腎臓を強くしてくれますが、おだやかで調和的なスパイスです。

●塩

適度にとるとからだに強さを与え、食事をおいしくしてくれますね。もっともからだによいのは岩塩。それも白い岩塩がベストです。ピンクの岩塩や海塩は、多くとり過ぎると皮膚炎や目の病気、高血圧などの原因になります。

また、白い岩塩であっても、製造工程に「溶解」や「抽出」などが入ったものはあまりよくありません。

あくまでも自然に結晶化したままのものが望ましいのです。

Dr.蓮村の毒出しPoint

スパイスにはマニアックなものもいろいろとありますが、まずはしょうがや、日本でも比較的手に入りやすいクミン、黒こしょう、岩塩あたりからはじめてみるとよいでしょう。

蒸した野菜にひと振りしたり、スープに入れて味に深みを出したりと、気軽にどんどん取り入れましょう。毒出しメニューに早変わりしてくれます。

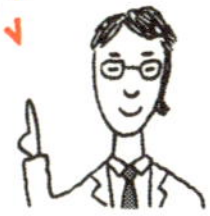

消化を助けてくれる

●ミックススパイスを活用しよう

ジンジャーパウダー、クミンパウダー、
コリアンダーパウダーを
それぞれ1：1：1の割合で混ぜると、
消化を助けるミックススパイスができあがります。
これを食後にティースプーン1杯飲むと、
消化を促進し、毒出し力をアップしてくれます。
白湯（P84）に入れて飲んでもよいでしょう。

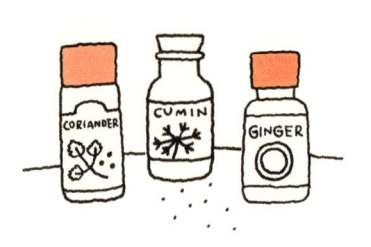

ミックススパイスをつかったスーププレシピ

あたたかいスープは、それだけで消化を助ける食べものですが、
ミックススパイスをブレンドすることで、
さらに毒出しスープにパワーアップします。
このほかにも旬の野菜を組み合わせていろいろ試してみてください。

材料（3～4人分）

セロリ……1本
アスパラガス……½束
レタス……大2枚
にんじん……¼本
油揚げ……½枚
昆布だし汁……700cc
ミックススパイス……大さじ3
岩塩……小さじ1と½
ひまわり油……大さじ1

つくりかた

1. セロリは幅5㎜くらいの小口切り、硬い根元を除いたアスパラガスは幅1㎝くらいの小口切り、にんじんは幅1㎝くらいの半月切りにします。レタスはひと口大にちぎります。
2. 油揚げは熱湯をかけて油抜きをしたあと、水気をとって半分に切り、5㎜くらいの千切りにします。
3. 鍋にひまわり油を熱し、セロリ、アスパラガス、にんじん、レタス、油揚げとミックススパイスを加えて炒めます。少し火が通ってきたら昆布だし汁を入れて沸騰させ、10分ほど煮ます。
4. 岩塩で味を調整して、できあがり。できたてをいただきます。

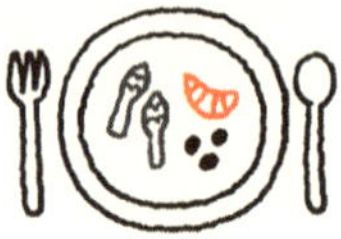

毒出し38
空腹で食事をとる

食事をするときに、空腹感があることはとても重要です。お腹すいたー！　さあ食べるぞー！　という状態でいただくようにしましょう。

空腹感は、前に食べたものの消化が済み、胃のなかが空っぽになったというサインです。これがないうちから食べることはおすすめしません。間食であっても同じことです。

食べたものが胃のなかに入って、消化されて十二指腸に送られるまでの、一連のプロセスには、およそ3時間かかります。

そのプロセスは、中断することができません。ですから、消化しきれないうちから胃に新たに食べたものが入ってきてしまうと、もともと入っていたものも、あとからのものも、中途半端な消化しかなされなくなってしまいます。

そのしくみは、ちょうど「洗い」→「すすぎ」→「脱水」と自動的に行われていく洗濯機にたとえることができます。
「すすぎ」が終わりそうな段階で、新たに泥だらけの洗濯物を入れたらどうなるでしょうか？　泥がきれいに落ちないだけでなく、もともと入っていた洗濯物も汚れてしまいますよね。

未消化物をつくらないことが、毒出しのポイント。食事の時間になったからと、空腹感がちっともないのに義務感で食べたり、逆に極度の空腹をがまんするようなことは避けましょう。

Dr.蓮村の毒出しPoint

空腹時に、自分の消化力に合わせて、できたてのおいしい食事をいただくことが、毒をためない強いからだをつくります。消化のプロセスが正常に行われるからです。

食べたものが正常に消化されてはじめて、それは栄養となります。目安として「食後3時間はなにも食べない」とおぼえておきましょう。

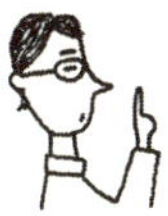

毒出し39

できたての料理をいただく

料理は、できたてのあたたかいものがもっとも消化しやすく、おいしいと感じるものです。

できれば、調理されてから3時間以内に食べましょう。それ以上経つと、その料理が持つ「純粋な滋養」の質がどんどん落ちていき、こころとからだの栄養にならなくなってしまいます。あたためなおしても同じです。

どうしてもつくり置きが必要な日は、料理の途中で一旦ストップし、食べるときに最後の仕上げをするとよいでしょう。

どうしてもつくり置きのものをあたためること

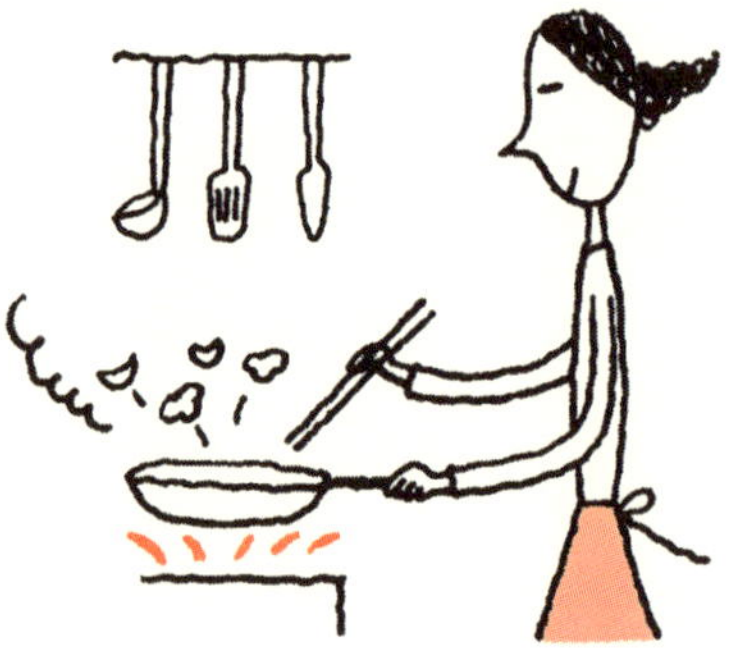

しかできない状況なら、少し油を足して加熱するようにします（レンジやＩＨなどの電気よりも、ガスなどの直火がベターです）。

しかし原則的に、つくり置きは控えます。忙しい毎日のなかで、週末につくりだめをしておくような考えかたもあるようですが、できるだけ手間をかけその都度つくるようにしましょう。

Dr.蓮村の毒出しPoint

つくりたての食べものは、調和的で滋養に満ちています。しかし時間が経つにつれて、「不活発性」という鈍く覆い隠す質が強くなっていきます。取り入れてしまうと、ねたみや執着などのマイナスエネルギーがこころに作用してしまいます。

同じ理由で、レトルト食品や冷凍食品などもおすすめしません。できたての料理を食べましょう。

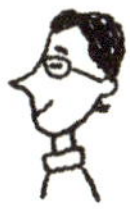

毒出し40

食後にゆっくり歩く

お腹がいっぱいになると眠くなる、という人は多いと思います。しかし、食後の昼寝はおすすめできません！　消化力がてきめんに弱ってしまいます。

実際に、食後の眠気に負けて（あるいは習慣になっているかたもいるかもしれませんが）そのまま寝てしまうと、すっきりとは起きられず、むしろ重くてだるい、不快な状態で目を覚ますことも多いはずです。消化力が落ちてしまうために、お腹には食べたものがいつまでも残り、もたれた感じになってしまうのです。

食後に眠気を感じたときは、散歩をおすすめします。「こんなに眠いのに散歩なんて無理！」と思うかもしれませんが、いざ歩きはじめてみると、数分で眠気は吹き飛んでしまうはずです。なぜなら、ゆったりとした散歩は消化のプロセスを助ける行為だからです。

食後はまず5～10分ほど椅子などに座り、ラクな姿勢で休みます。その後に動けば完璧です。散歩は、15～20分程度でよいでしょう。

早足で急いだり、疲れるまで散歩すると、安定した消化力の妨げになります。ゆっくりゆったりと歩きましょう。

食後30分は勉強も仕事もしません。神経をつかうからです。とくにパソコンや携帯など、目をつかう作業はやめましょう。

Dr.蓮村の毒出しPoint

食後に眠気を感じたら、15～20分の軽い散歩を！　消化力を安定させ、毒のたまりにくいからだをつくってくれます。

基本的に、食後に限らず昼寝は消化力を落とします。妊婦さんや重い病気を患っている人、70歳以上のお年寄り以外は、昼間に眠る必要はありません。連日の睡眠不足やハードワークでどうしても、という場合には、座って上半身を起こしたまま20～30分寝るようにします。

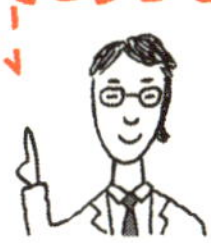

Part 3

こころの持ちかたで毒出し

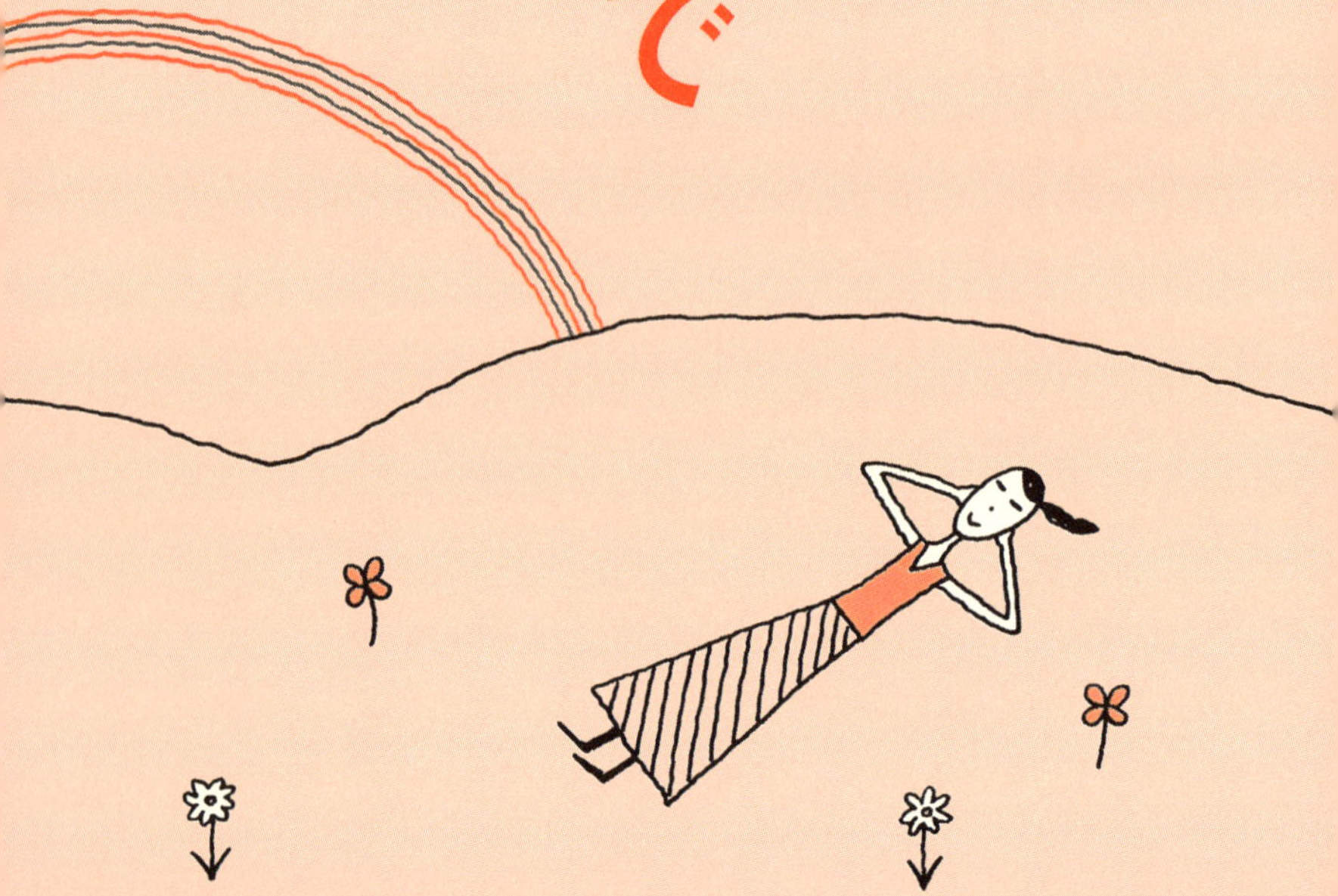

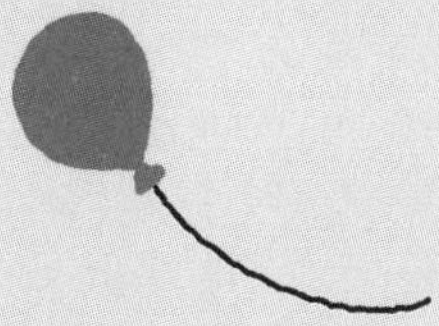

からだの毒よりもわかりにくく、
知らず知らずのうちに
たまってしまうこころの毒。
ちょっとした意識や、
気の持ちかたやものの考えかたで、
すっきりとデトックスすることができます。
それがからだの健康への
近道になる場合も。
こころとからだは繋がっているのです。

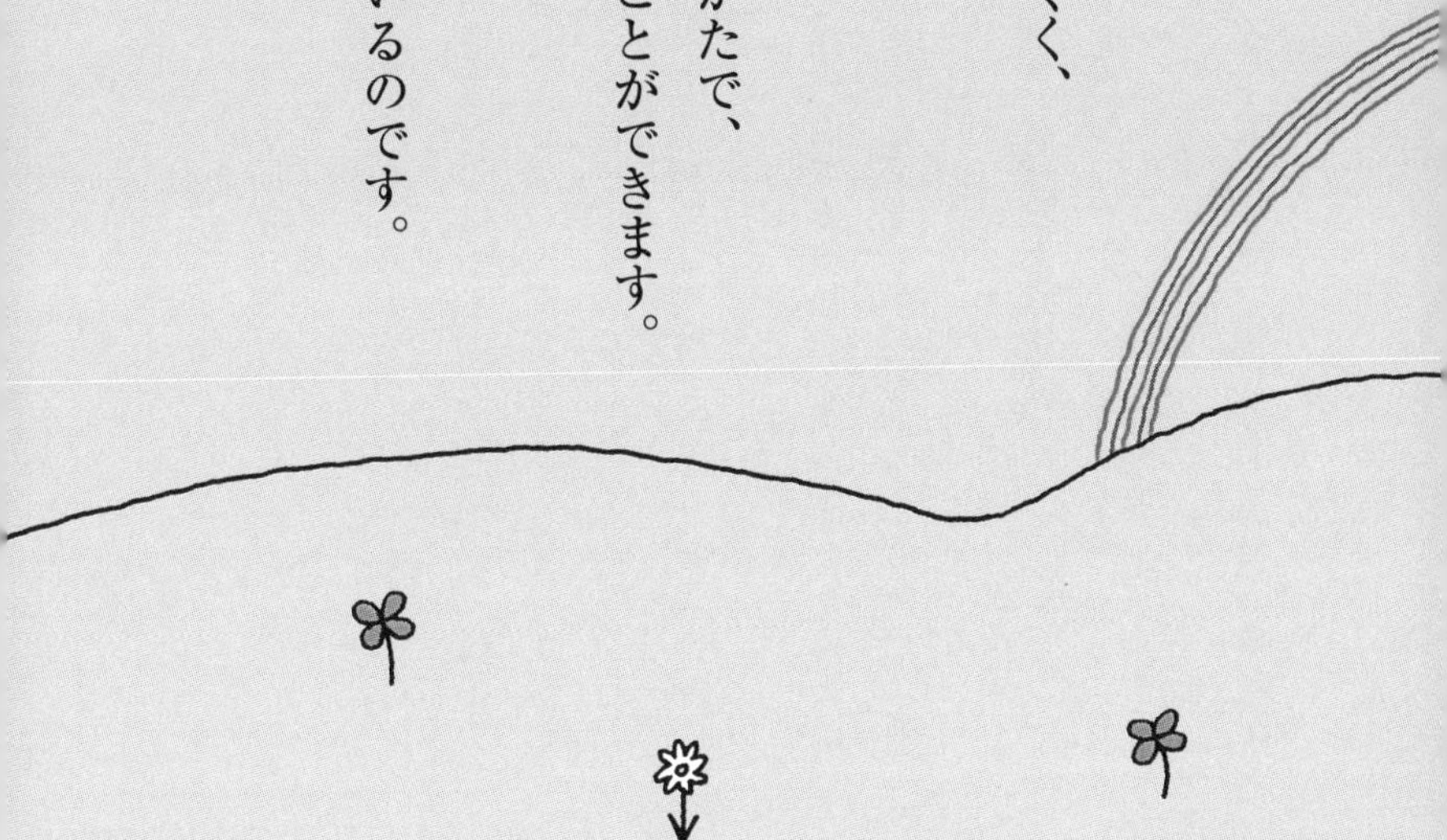

毒出し41 瞑想をする

瞑想と聞くと、あなたはなにを思い浮かべますか？　もしかしたら宗教っぽくてあやしいとか、スピリチュアルの世界はうさんくさい、なんて考えてしまうかもしれませんね。

でも、実はとてもシステマチックで、現実的なものなのです。

私たちが起きているときの「活動」の質を効率的で充実したものにするためには、それと同等、あるいはそれ以上の良質な「休息」を必要とする——というのは「質のよい『睡眠』のお話」（P76）でもお話したとおりです。

実は、「活動」の重要な鍵を握る「休息」には、2種類あります。

ひとつは睡眠です。そして、もうひとつが瞑想なのです。

瞑想は、こころを強くする究極の休息法です。1日2回、朝と夕方の短い時間に行うだけで、内側に深い恩恵を受けることができます。

瞑想をすることで、私たちはこころの内側の奥深いところにある、「純粋意識」という静寂な場所に触れることができます。

この純粋意識は、自然の法則をつかさどる宇宙の意識と繋がっています。というと、なんだか少し難しい感じがするかもしれませんね。

自然の法則とは、たとえばあらゆる変化や循環を指します。季節が春から夏、秋、冬と巡っていき、そのあとにまた春がやって来ること。朝昼晩と1日が移ろって、また朝を迎えること。種から芽が出て枝葉をつけ、花が咲き実をつけて、また種が落ちること。そういった、自然のなかにある変化や循環は、すべて宇宙の意識がつかさどっているのです。

そんなことに、私たち人間が関係あるとは思えないかもしれません。

しかし、決してそうではないのです。

純粋意識との繋がりがクリアな状態だと、私たちはインスピレーションを享受《きょうじゅ》することができます。

たとえば、なんとなく気が向いて立ち寄った本屋さんに、長年探していたのにどこを探してもなかった本が偶然売っていたとか、最近どうしているかな、と考えていた友達から、突然ポンとメールが届いたりするような経験はないでしょうか？

こういった、いわゆる「ピンと来る」というのは、まぎれもなくインスピレーションによるもの。ただのラッキーな偶然ではなく、宇宙からのギフトなのです。


純粋意識に触れると、このインスピレーションが起こりやすくなります。それは、自然の流れに自分の流れがぴったりと沿って、願望が叶いやすくなるということなのです。

ですから、こころの状態もどっしりと肯定的になり、いろいろなことに迷わない、強い状態をキープできます。私はこれでいいのかな、といった劣等感や不安感などは、確実に減ることでしょう。


本来、もっともおすすめしたいのは「超越瞑想（TM）」という瞑想法です。1日2回、朝と夕方に、15～20分ほど、快適な空間で目を閉じ、座って行う、とても簡単なものです。特殊な道具なども必要とせず、忙しい現代人の私たちにも続けやすいものですが、最初は専門の先生について方法を学ぶ必要があります（興味のあるかたはＰ199のお問い合わせ先を参照ください）。

次頁に、自宅でできる「簡単リラックス瞑想法」をご紹介しています。ぜひ行ってみてください。

Dr.蓮村の毒出しPoint

人生、瞑想をしないまま終わらせるなんて絶対に損です。瞑想による恩恵は計り知れません。まず、深い休息が得られるので活動の質が抜群に変わります。それから本当の意味で自分に自信が持てるようになります。そして、無理せずとも願望が叶いやすくなります。当然ストレスはためにくくなります。

構える必要はありません。まずは一度、気軽に「簡単リラックス瞑想法」を試してみましょう。

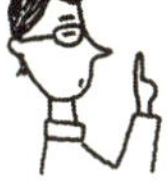

朝と夕方の2回が理想

●簡単リラックス瞑想法のすすめ

自分で簡単にできて、こころとからだを深い休息に導く「簡単リラックス瞑想法」をご紹介します。

日常で受けているストレスや、眠気やだるさなどの不快な症状を軽減し、浄化してくれます。

1日2回、朝と夕方が理想ですが、時間があるときで構いません。

あいた時間をぜひこの瞑想法に当ててみてください。

簡単リラックス瞑想法をはじめる前に

- 自分が安心できる、静かな環境を選びます。
- 心地よく座れる体勢を整えます。
（椅子でも、床でも、クッションを敷いても構いません）
- アロマや音楽など、リラックスできるものであるとしても、五感に働きかける要素は省きましょう。

簡単リラックス瞑想法のやりかた

❶

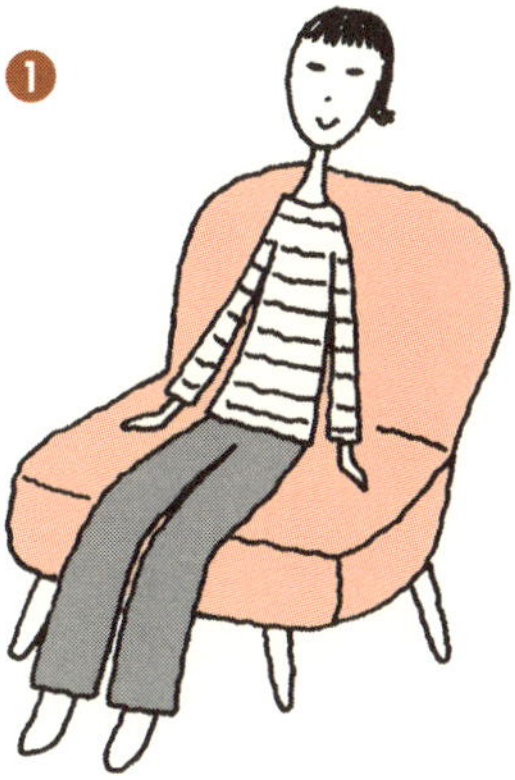

快適に座ります。あぐらをかいても、座禅を組んでも、椅子に座ってもOKです。

❷

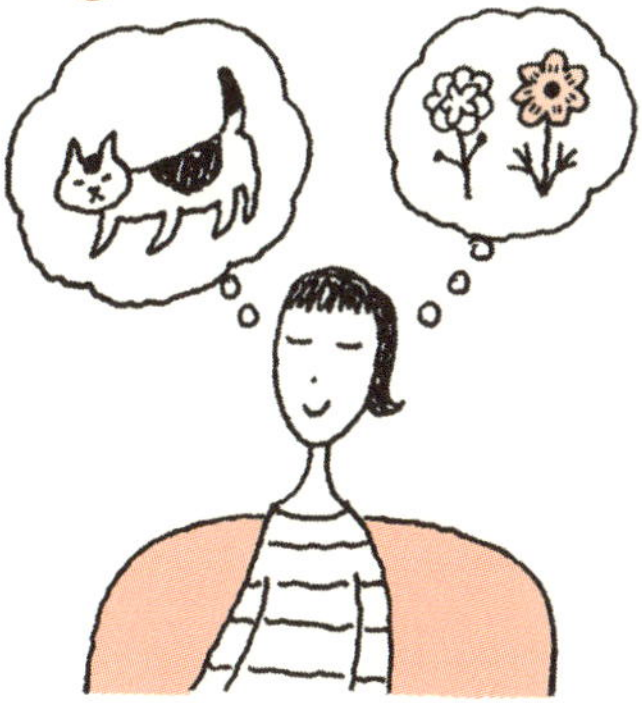

目を閉じ、しばらくそのままでいます。こころになにか思い浮かんだとしても、打ち消そうとせずそのままにしておきます。

❸

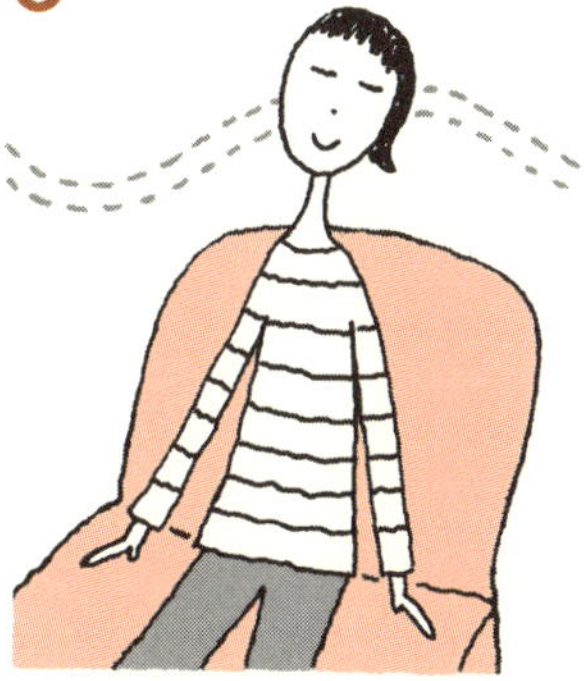

しばらくしたら、からだのどこか、痛いところ、居心地の悪いところ、その他気になるところに軽く注意を向け、その感覚をラクに味わいます。「こころの目で静かに眺める」という感じがよいでしょう。

❹

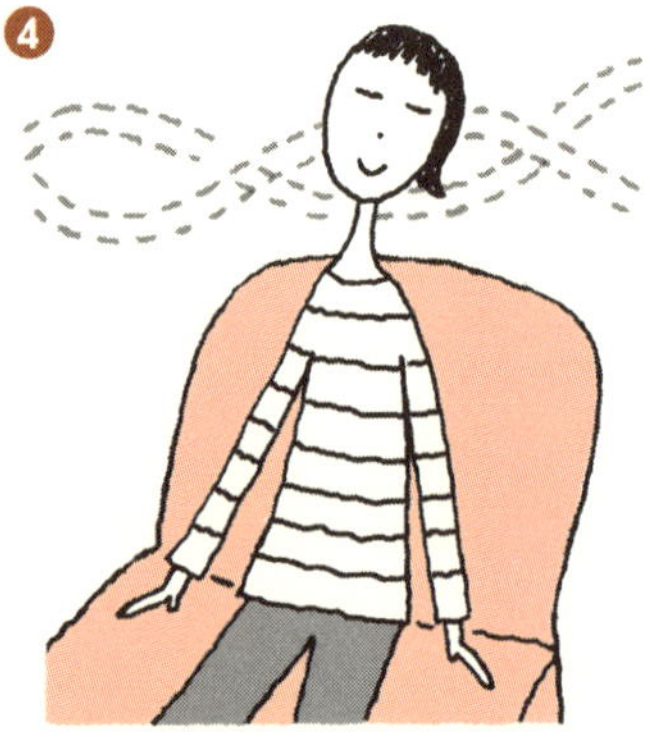

途中でなにか考えごとに気づいたら、またラクにからだの部分に注意を戻します。このとき、無理に集中しようと気負わないようにしてください。強くなにかを念じる必要もありません。

❺

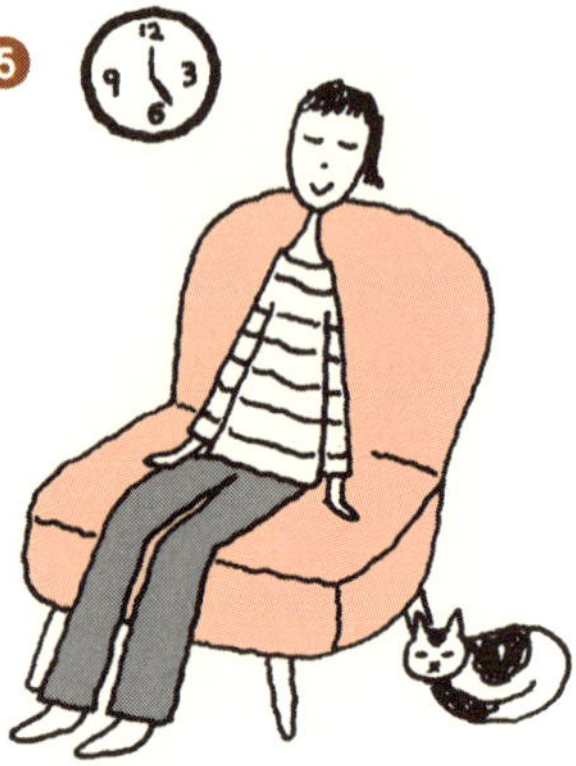

その状態を５～10分保ちます。

❻

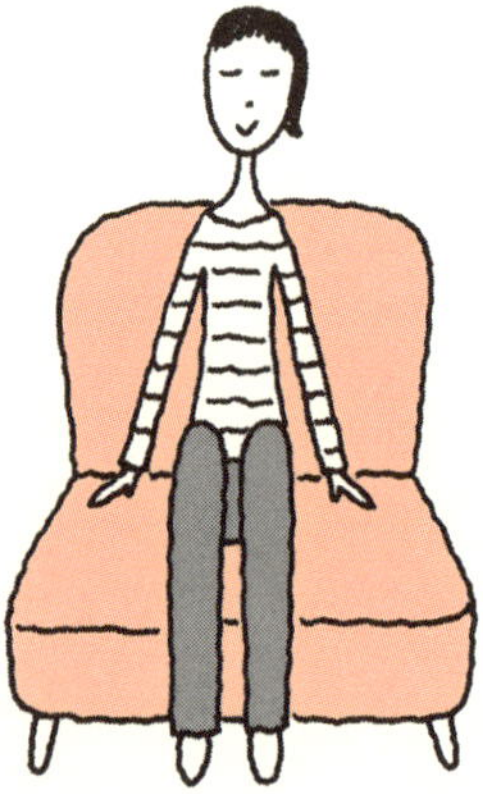

時間が経ったら、まずからだを眺めるのをやめます。

❼

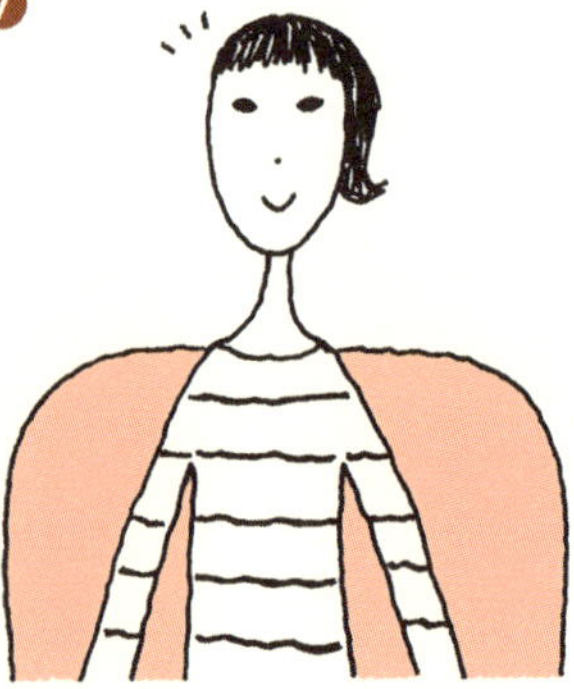

しばらくしたら、目をあけます。

毒出し42

体質に合った身だしなみを意識する

あなたの持つ体質や特性をよりよい状態に整えるために、自分に合った身だしなみを意識してみましょう。

たとえば、いつもどこかに不安を抱えている人は、締めつけるような服装よりも、ゆったりとあたたかさを感じる服装にしたほうが、気持ちが落ち着き、安定しやすくなります。

次頁の項目のなかで、自分に当てはまるものをチェックしてみましょう。もっともチェックが多いところが、あなたが該当するタイプです。

Aタイプ

- どちらかというとやせ型である
- 乾燥肌である
- お腹がすくときとすかないときの差が激しい
- 便の状態が硬く、便秘になりやすい
- 冷え症で、とくに末端がすぐ冷たくなる
- 体力にはあまり自信がない
- すぐおぼえるが、忘れるのも早い
- 発想力や社交性に自信がある
- 不安になったり、注意力散漫になったりしやすい

Bタイプ

- 体型は中肉中背である
- ツヤのあるやわらかい肌である
- お腹がすぐにすいてしまう
- どちらかというと軟便で、下痢になることもある
- 暑がりで汗をかきやすい
- 論理的で話上手
- 記憶力は普通だが、応用力がある
- 分析力や統率力に自信がある
- イライラしやすく、怒りっぽいと言われる

Cタイプ

- がっしりと大柄な体系である
- 湿り気のある冷たい肌である
- お腹がすきにくく、少しで満腹になる
- 便通は規則的だが、臭いが気になることがある
- 黒目が大きく、うるんだような瞳である
- 体力、持久力には自信あり
- すぐにおぼえるわけではないが、一度おぼえると忘れない
- 包容力があって温厚な性格と言われる
- 執着心が強く保守的で、なかなかものが捨てられない

いかがでしたか？　次に、それぞれのタイプに適した身だしなみをご紹介します。
もっともチェックの多かったところを参考にしてみてください。

●Aタイプのあなたは「風」の体質

風のように軽やかで、明るく快活、自由に動きまわることを好みますが、落ち着きがなく、気まぐれなところもあるのがこのタイプ。不安定な性質をカバーする、グリーンのものを身にまとうとよいでしょう。

このタイプは触覚が敏感なので、シフォンのワンピースやモヘアのセーターなど、やわらかく包み込んでくれるものをチョイスすると、心地よく、創造性や好奇心がプラスに働きます。

アクセサリーはあたたかみのあるゴールドが最適。また、バンブーのかごなど、自然を感じるやわらかいアイテムを取り入れてみましょう。

ブラックやグレーは暗い気持ちになり、不安や心配をあおりますので避けたほうがよいでしょう。

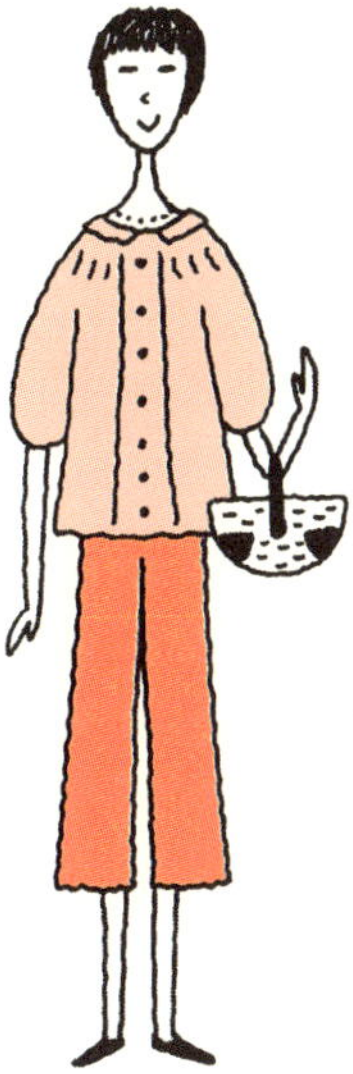

●Bタイプのあなたは「火」の体質

炎のように精力的で、正義感が強く、分析力や理解力に優れていますが、短気で怒りっぽいところもあるのがこのタイプ。イライラしやすい性質を鎮めてくれる、涼しいブルーを身にまとうとよいでしょう。

このタイプは、鋭い質がありますので、それを助長するシャープな服装はほどほどに。丸みをおびたものをチョイスすると、おだやかさが加わり、リーダーシップや困難を乗り越える力がうまく引き出されるでしょう。

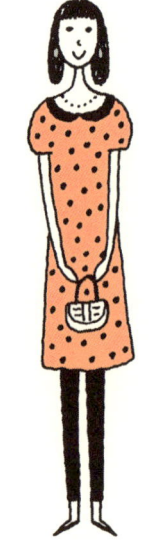

アクセサリーは涼しげなシルバーが正解。また、このタイプは都会的なセンスを持っていますので、デザイン性やモード性のあるものを選ぶとよいでしょう。

●Cタイプのあなたは「水」の性質

ゆったりと流れる水のような安定感を持ち、物事に動じることなく落ち着いていますが、執着心や独占欲が強く、怒ると恐いタイプです。冷えやすいので、明るく快活な、あたたかいオレンジやレッドなどを身にまとうとよいでしょう。

このタイプはのんびりおっとりしていて、保守的なところがありますので、活動的なシャープさを持つデザインのものを取り入れましょう。また、締めつけると苦しくなってしまいますので、適度に余裕のあるものを。快適であることが大切です。

アクセサリーはあたたかみのあるゴールドがよいですね。ひとつのものをずっとつけるのではなく、いくつかのバリエーションを持ち、変化を楽しむことをおすすめします。

Dr.蓮村の毒出しPoint

どんな人にもその人独自の体質や性質があり、長所もあれば短所もあります。せっかくなら長所を活かして、幸福な人生を送りたいですよね。

自分の体質を知り、それを活かす方法を知っていると、人生が生きやすく、味わい深いものになります。そのエッセンスとして、身につけるカラーや素材、デザインなどがひと役かってくれるのです。

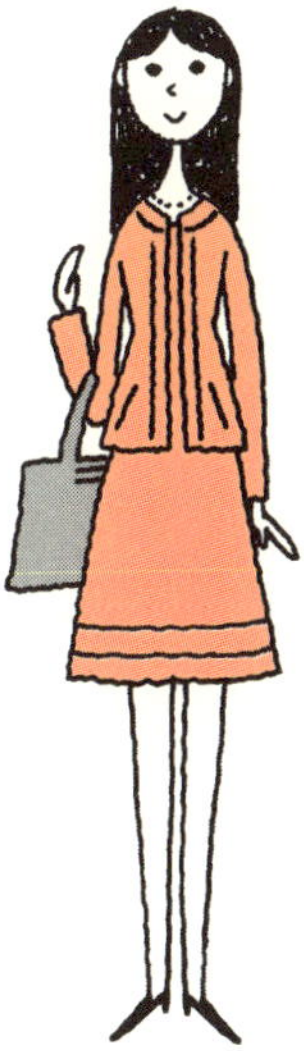

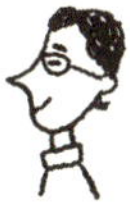

毒出し43

部屋の換気をする

窓を開けて、外の空気を部屋に入れてあげましょう。

朝起きたときや外出から戻ったとき、長時間部屋にいるとき、暖房をつかっているときなどは、とくに意識して換気し、部屋の空気を入れ替えるようにします。

部屋の空気は、こころとからだに影響をおよぼします。連動しているのです。

空気が流れていれば、そこにいる人にも健康的な循環が生まれます。しかし、空気に入れ替わる動きがなくてこもった状態だと、循環がうまくいかず、いろいろなものが停滞してしまいます。ひどくなると、消化力が落ちたり、便秘になってしまうこともあります。また、精神的に落ち込みやすくなり、うつっぽくなってしまうこともあるのです。

私たちが生きているこの世の中は、変化や循環が基盤です。

1年は四季を通じて、1日は朝昼晩を通じて、それぞれ変化していきますね。生きものも同じです。種から芽が出て、枝葉をつけて花が咲き、実をつけて種を落とします。細胞はどんどん分裂し、動物も人も成長していきます。

その動きを止めることは、成長を止めてしまうことに他なりません。それは「不自然な状態」なのです。ずっと春であることや、ずっと花が咲いていることが不可能であるのと同じです。

常日ごろ、自分自身が自然な状態でいられるように意識しなければなりません。そのために、意識的に動きをつくってあげる必要も、ときにはあるのです。

Dr.蓮村の毒出しPoint

部屋の換気は、そこに空気の流れる動きを生み出してくれます。動きがないと、部屋に空気がこもってしまいますが、これはエネルギーの停滞を意味します。常に流れている状態をつくり、空気を変化させるように意識してみましょう。

私たちは誰もが成長するために生きていますが、成長というものは変化が基盤。つまり、停滞は成長を阻害してしまうのです。

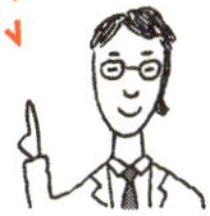

毒出し44

いらないものを捨てる

あなたの部屋は片づいていますか？　押し入れ、洋服箪笥、冷蔵庫…なかを開けて点検してみましょう。

いつかつかえるかも…とずっと放置されている紙袋や、着なくなって何年も経つ服、つかいかけで賞味期限が切れている調味料などがたまっていないでしょうか？

「いつかつかうかもしれない」という理由だけで置いてあるものを、一度全部捨ててみましょう。そのようにしてため込んだものたちは、あなたの毒出し力を弱めてしまいます。ものをためればためるほど、こころは重くなり、なにかに執着したり、うじうじと内向的に考えがちになっていくのです。

捨てることを「もったいない」と思わないこと。一度思い切って処分すると、自分にとって必要なものとそうでないものの線引きが明確になります。また、その経験から「これから不要なものを持ち込まないようにしよう」という意識が生まれ、本当に必要なものだけをチョイスし、持つようになっていきます。

もちろん、すべてゴミ箱に捨てる必要はないですよね。フリーマーケットを開いたり、リサイクルショップに持ち込んだりしてもよいし、必要そうな人にあげるのもよいでしょう。

大がかりな処分だけでなく、常日ごろ、不要なものはため込まないくせをつけましょう。手間をかけた毎日のこまめなお掃除が、毒のたまらないきれいなこころをつくります。

Dr.蓮村の毒出しPoint

いらないものを捨てると、面白いくらいにいろいろな見通しがよくなります。ものに限らず、生活環境や人間関係にも同じことが言えます。自分の成長を妨げると考えられるものや、無理して続けているおつき合いなども、見直してみるとよいでしょう。

捨てることで、必ず新しいものを手に入れることができます。そこに、新たなものが入るためのスペースができるからです。

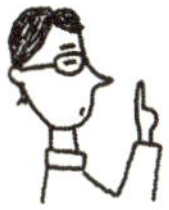

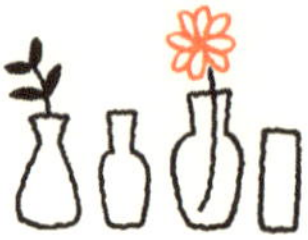

毒出し45 明るい部屋に住む

部屋を明るくしましょう。

日の光が部屋に明るく差し込むように、間取りなどを工夫してみましょう。照明は明るいものにして、壁紙やカーテン、家具などの調度品も、暗い色のものは避けるようにします。

色調でおすすめなのは、気持ちを落ち着けてくれるグリーン系や、あたたかみを感じるオレンジ系、イエロー系など。トーンが明るければベージュなどでもよいですね。冷たい印象のダークブルーやシルバー、暗い印象のブラックやグレーなどは避けるようにしましょう。

明るい部屋は、気持ちをやわらかくほぐしてリラックスさせ、安定した強いこころをつくります。

たまに、暗い部屋のほうが気持ちが落ち着く、という人もいますね。しかし、小さな白熱灯ひとつだけとか、間接照明だけの部屋で過ごすことはおすすめしません。暗い部屋はこころのバランスを乱してしまいます。意識が散漫になり、集中力が続かなくなったり、精神的緊張が続いたり…。そこから来る頭痛や肩こりなどにも繋がってしまいます。また、眠りが浅くなったり、不眠症を引き起こすこともあります(もちろん、寝るときは照明を消してくださいね)。

また、観葉植物や花を飾るのもおすすめです。明るく豊かな気持ちをもたらしてくれます。自分の部屋だけでなく、職場などでも意識してみましょう。

Dr.蓮村の毒出しPoint

生活環境がこころにもたらす影響は絶大ですが、「明るさ」「色彩」を意識することだけでも大きな毒出しになります。
明るい色を選ぶ、光が入るようにする、というところがポイント。明るく、安定したこころをつくってくれます。
引っ越しや新しく家具を買うときはもちろん、間取りや家具の配置を考えるときにもぜひ考慮してみてください。

毒出し46

自然の美しい音を聴く

「毒出し」を考えるうえで、「どんなものを自分のなかに入れるか」を意識することはとても大切です。

食べものや飲みものだけではありません。目に入るもの、手で触れるもの…五感をどのようにつかうかで「毒になりやすいもの」がからだに入るのを予防できます。

とくに聴覚は、神経系に直結している部分。どのような音を聴くかということについて注意を払ってみましょう。聴覚をうまくつかうことで、不安や心配性、緊張性の頭痛、ＰＭＳ、不眠症などを軽減することができます。

まず、積極的に自然の美しい音を聴く機会をつくりましょう。小川のせせらぎや風のそよぎ、鳥のさえずる声…。こころに安らぎをもたらしてくれます。

反対に、騒音がひどいところや、長時間大きな音が聞こえるような環境は避けるようにしましょう。ジェット機の騒音がうるさいエリアに長く住んでいたり、工事現場に近い場所で長時間仕事をするなどの行為は、神経系を疲れさせてしまいます。また、まったく無音の状態が長時間続きすぎるのも問題。聴覚は、つかいすぎても、つかわなすぎても、適切ではないのです。

疲れているな、と感じたら、自然のある場所に向かいましょう。ハイキングなどもよいですが、普段歩き慣れた道を意識して散歩するだけでも違いますよ。

静かな図書館で過ごしたり、ゆったりとした音楽を聴くといった時間を持つこともおすすめです。

Dr.蓮村の毒出しPoint

人為的に出されたものではなく、自然界で発生した美しい音（小川のせせらぎ、寄せては返す波、さざめく木々や鳥の鳴き声など）は、神経系を休ませ、安定させてくれます。

いつも騒がしい環境に身を置いていると、不安や心配性、緊張性の頭痛、PMS、不眠症などを引き起こすことがあります。テレビや音楽なども過度にならないよう、コントロールしましょう。

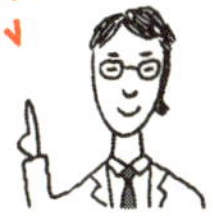

毒出し47 階段をつかう

適度な運動が毒出しによいとわかっていても、忙しい毎日のなかで実行に移すのはなかなか難しいかもしれません。逆に、運動をしなければ…と焦ったり、時間をつくろうと無理をしてしまうことは、こころの毒を増やしてしまうことにも繋がります。

軽い運動が習慣化していない人は、いつも通勤でエスカレーターやエレベーターをつかっているところを、今日は階段に切り替えてみましょう。これを意識するだけでも毒出しになります。

階段をつかうことは、軽い運動として最適な「歩く」ことになります。無理もなく、やり過ぎることもありません（運動をするうえで、汗をダラダラかいたり、息があがる状態になってしまうのはやり過ぎのサインです）。

また、階段の上り下りは、平地を歩くことに比べて、より太ももを意識的につかうことができます。太ももは、全身の巡りや動きをつかさどる場所。ここを効果的に動かすと、からだの循環がよくなり、消化力があがります。

代謝がアップするので、太ももをつかった運動はダイエットにも効果的です。

しかし、やり過ぎは禁物。太ももを過度につかうと、今度は神経系が乱れて疲れやすくなったり、消化力が不安定になり、便秘を引き起こすことも。

たとえば階段を1段飛ばしで駆けあがったり、大股で歩くなど、豪快に太ももを動かしてしまうと、負担がかかってしまいます。

1段ずつ丁寧に上り下りすることで、適度な刺激が太ももにもたらされます。

Dr.蓮村の毒出しPoint

運動は毒出しに不可欠です。日常のちょっとしたところで、「歩く」行為を意識しましょう。たとえばエスカレーターやエレベーターをやめてみる、一駅前で降りて歩いてみるなどの工夫をします。

ポイントは太ももを上手につかうこと。消化力をあげて、毒出しを助けてくれます。その際、階段の1段飛ばしや大股で歩くなど、太ももに過度な負担がかかる行為は控えましょう。

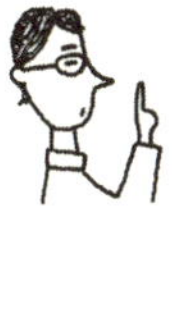

毒出し48

よく笑う

今日1日、どんなときにも笑うことを忘れないようにしてみましょう。

笑いは、こころとからだの緊張をほぐし、こうでなければならない、こうするべきだという思い込みでガチガチになった状態をやわらかく溶かしてくれます。

お笑い番組やコメディ映画、気のおけない友人との食事などで、こころゆくまで大きな声で笑いましょう。

また、日々の生活のなかにはちょっとした笑い

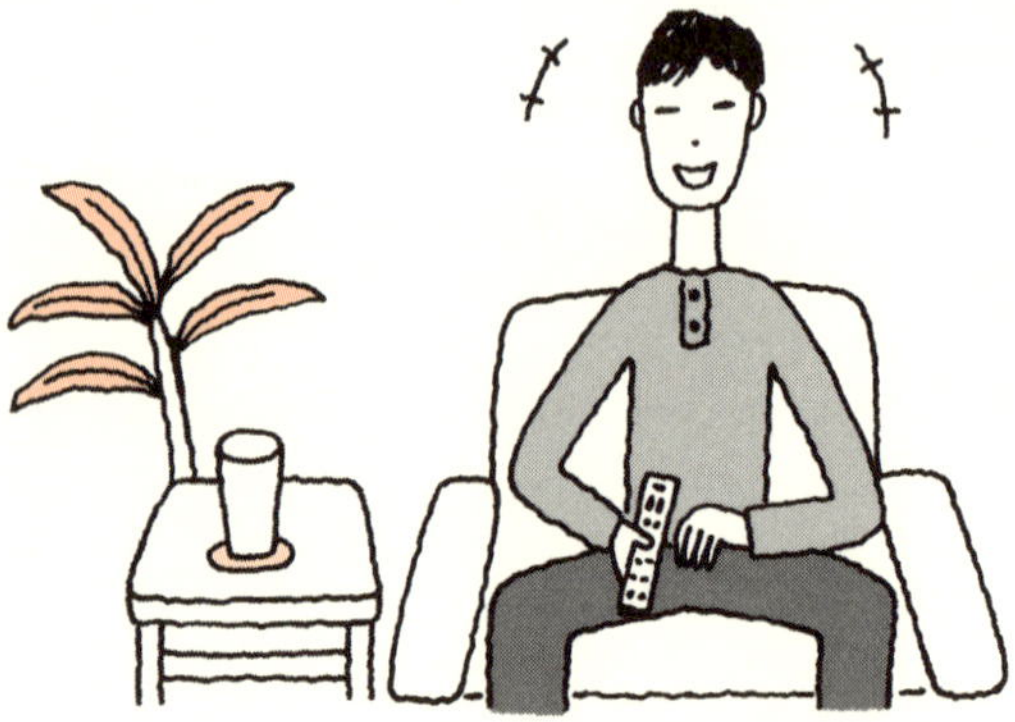

がひそんでいるものです。会話のなかでの不思議な間合いや、自分で自分に突っ込みたくなるようなマヌケな失敗などに対して、愛情のあるユーモアやウィットを忘れないこと。

道化師になれということではありません。しかし、シリアスにはなりすぎないこと。楽観的な考えかたもときには大切なのです。

笑うことでこころの平安や余裕が生まれ、どっしりとした姿勢が育まれます。

Dr.蓮村の毒出しPoint

笑いが枯渇《こかつ》すると、批判的になり、イライラ怒りっぽくなってしまいます。ポイントは、よい人になろうと緊張するのではなく、幸せな人になろうと緩んでみることです。

自分が快適で幸せな、リラックスした状態であれば、自然に運が開ける体質になっていきます。笑うことは、そのための欠かせないエッセンスだと言えるでしょう。

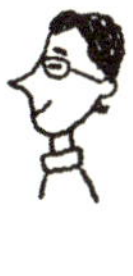

毒出し49

オナラをがまんしない

仕事をしているときやデート中などには、ついついマナーを考えてこらえてしまうオナラ。今日は思いきって、がまんするのをやめてみましょう。

オナラをがまんしていると、腸のなかにガスがたまり、お腹が張ってきます。いつもなんだかお腹がぐるぐると鳴り、痛いような、苦しいような状態が続くのです。もちろん、便秘にもなりやすくなってしまいます。また、集中力散漫になり、落ち着きのない精神状態になることもあります。がまんせず、きちんとからだの外に出してあげることが、毒を出すことに繋がります。

オナラだけではありません。生理的欲求全般をがまんすると、こころとからだのバランスを乱してしまうのです。生理的欲求は全部で13種類あります。

●排尿 ●排便 ●射精 ●オナラ
●くしゃみ ●げっぷ ●あくび ●嘔吐
●空腹 ●のどの渇き ●涙 ●睡眠 ●呼吸

これらは、からだがそれを必要としているから起こっています。ですから、無理に抑制してしまうと、かならずどこかにしわ寄せがいってしまいます。

たとえば、便秘のときに頭が痛くなる経験はないでしょうか。便意をがまんすると腸内にガスがたまり、腹痛や頭痛を引き起こします。意識的に便秘状態をつくっているようなものです。

また、のどの渇きをがまんすると、難聴、疲労、抑うつ、心臓の痛みを招きますし、くしゃみをがまんすると、頭痛、顔面マヒ、感覚器官の衰弱に繋がります。

とくに、ぐっとこらえてしまいがちな涙や、忙しいからとつい削ってしまう睡眠、緊張すると止まってしまいがちな呼吸などに対しては、がまんしているという意識も希薄になりますから、要注意です。

強く安定したこころとからだのために、生理的欲求には応えてあげましょう。

私たちは、知らず知らずのうちに、こころとからだに対してよくないことを選択している場合があります。アーユルヴェーダではこれを「理知の誤《りち》り」と呼んでいます。「理知」とは、私たちの内側に備わっている「物事を決定する機能」のことです。これが狂うと、こころとからだに毒をためることを促進してしまうのです。

理知の誤りには3つの段階があります。最初の段階は「誤った理解」。本人が間違いと知らずに行っていて、指摘されれば正せるレベルです。冷たいものが体質に合わないのに、健康によかれと思って毎朝冷たいスムージーを飲んでいる、などのケースです。正しい知識さえ持てば、ちゃんと正すことができます。

次の段階は「自制の欠如」。よくないと知っていてついついやってしまう、なかなかおらないというレベルです。健康によくないとわかっているのに煙草がやめられない、睡眠時間が減るとわかっていてついつい深夜ドラマを見てしまう、などのケースです。これはすぐにはなおりません。

最終段階が「記憶の障害」。ここまで来ると、間違っているという自覚を持つことが難しいレベルになります。アルコール中毒などはこのケースで、からだに悪いかどうかということすら、考えられなくなってしまいます。かなり深刻な状態です。

理知の誤りは、段階の目盛りをひとつずつ下げていくことで、症状を改善させていくことができます。しかし、生理的欲求をがまんすることは、それ自体が理知の誤りであると同時に、段階を進行させてしまうことにもなります。自分の理知が正しく働くためにも、がまんは禁物なのです。

Dr.蓮村の毒出しPoint

オナラなどの生理的欲求は、体裁やマナーなどを考えると、「ぐっとこらえること」が美徳となる場合もあるかもしれません。

しかし、こころとからだが「快適である」ことがなによりもいちばん大切なのです。そのためには、生理的欲求のがまんは禁物。流れを意識的にとめてしまうことは、毒がたまりやすいこころとからだをつくってしまいます。

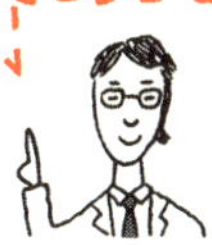

毒出し50 全体を見て計画を立てる

私たちは日常のなかで、さまざまな計画を立てます。

次の連休はどこに行こうか、といった大がかりなものだけではありません。明後日までに数学の宿題をやらなければいけないとか、夕方のミーティングでは部長にこれを伝える必要があるとか、そういったことも立派な計画です。

どのようなものであっても、計画を立てるときに意識していただきたいことがひとつあります。それは、「全体を見る」ということです。

ひとつの計画はあくまでも部分的なもの。いくつもの部分が合わさることで、全体性が生まれます。その「全体性」を意識することが、とても大切なのです。

たとえば、食事について考えてみましょう。会社の休憩時間にランチをとるとします。何時にどれだけの時間をかけて食べに行くか、自分の消化力はどんな状態か、今はどんな季節でなにが旬なのか、誰と食べるか、食後にはなにをするのか、夕食との栄養バランスやお財布の中身との相談…などなど、食事ひとつとってみても、実にさまざまな「部分」で構成されていることがわかります。

これらの部分的な計画が合わさったものを全体像として捉え、その全体を把握したうえで自分の行動を組み立てるようにします。「あ、ハンバーグ食べたいな」と考えて、食べに行って、食べて、帰ってきました、だけでは不十分なのです。

この全体を見る訓練は、人生を創造的に生きることにたいへん役立ちます。全体性を見据える意識を持っていると、達成した喜びが確実なものとなり、それがまた次のステップに繋がっていきます。確かな成長を遂げることができるのです。

Dr.蓮村の毒出しPoint

なにか計画を立てるときには、全体性を意識するようにしてみましょう。ひとつのパーツだけを見るのではなく、いくつもの部分が合わさった全体を捉えるくせをつけるのです。それにより、人生が創造的なものになっていきます。

私たちの人生の目的は、幸福の拡大です。死ぬ瞬間まで、幸福は拡大され続けてしかるべきなのですが、そのためには私たち自身の成長が不可欠。創造的な生き方が、それをサポートしてくれます。

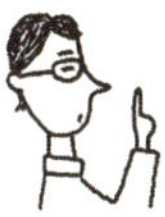

毒出し51 贈りものをする

私たちの命は「カルマ」という、ひとつの宿命を持っています。これは「行為」および「行為の結果」をあらわす言葉です。

すべての人の行いは、それがよいものであれ悪いものであれ、必ず本人に結果が返ってきます。よい行為は喜びとなり、悪い行為は苦痛となります。これは世の中の法則なのです。

与えたぶんだけ、受け取ることができます。ですから、あなたが与えたものが大きければ、それだけ大きなものが返ってくることでしょう。

誰かに会うときや、どこかへ行くときには、なにか贈りものを持っていくようにしましょう。

高価なものである必要はありません。その人のことを思いながらつくったお菓子や、その人に似合うと思って買ったちいさなアクセサリーなどでよいのです。

形あるものとは限りません。困っている人に知っていることを教えて助けてあげることや、つけているブローチを「素敵ですね」と褒めることだって贈りものです。

また、与える相手は人とは限りません。動物や植物だって対象になります。優しくなでてあげたり、水をあげることだって立派な贈りものなのです。

見返りを期待するのではなく、無償で与えることが大切です。ただ与えること、そして与えるという行為に喜びを見いだすこと。それによって人は、よりよいギフトを受け取ることができ、成長することができるのです。

Dr.蓮村の毒出しPoint

誰かに会うときは、なにか贈りものを持っていくようにしましょう。特別に高価なものである必要はありません。ちょっとした手紙や褒め言葉、相手を幸せな気持ちにさせる面白い話だって立派な贈りものです。

見返りを期待するのではなく、無償の気持ちで、相手の幸せを願い、愛情を与えることが大切です。それによって自分も同等以上のものを受け取ることができます。

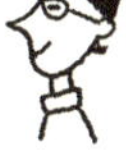

毒出し52

頑張らない

無理をして頑張ることは、こころの豊かな成長を邪魔してしまいます。

人生のなかであらわれるさまざまな無理難題。その困難に立ち向かうときに、つらくても歯を食いしばって耐え、頑張ることは、こころを鍛えて成長させてくれるような気がしてしまうかもしれません。しかし、その必要はないのです。

もちろん、努力することは悪いことではありません。しかし、その頑張りが「苦痛」のみを感じるものであるなら、それは、あなたがするべきことではないのです。

無理を重ねて頑張ることで、かえってこころを痛めつけ、弱めてしまうケースが多く見られます。それは、頑張ることでこころに緊張が生まれるから。緊張してしまうと、こころの機能が健康的に働かなくなってしまいます。

状況を把握して判断する力や、なぜそうなってしまったかというしくみを理解する能力、まわりになにを言われても動じない自立性などは、緊張のない、リラックスした状態でこそうまく作用します。

私たちは本来、そのままで完璧な存在です。無理に頑張って自分ではないなにかになろうとする必要はありません。ただ、自分自身であればよいのです。

そのためには、おだやかで平和な感情をキープすることがポイントです。

ちなみに、なにかに立ち向かうときに「恐れ」を感じたら、前進している証拠。その先にはこころの成長があります。しかし「苦痛」を感じるのであれば、こころの成長の邪魔になってしまいます。一度立ち止まって、気持ちをほぐしましょう。

Dr.蓮村の毒出しPoint

やみくもに頑張ることは避けて、リラックスしたこころの状態をキープするようにしてみましょう。まわりになにを言われても揺るがない、強い自立したこころが育まれます。

本当に頑張るべきときは、恐れこそあってもそこには大きな喜びが伴います。またサポートしてくれる存在が出現したり、スムーズに物事が進んでいきます。正しいことは、苦痛なく達成されていくものなのです。

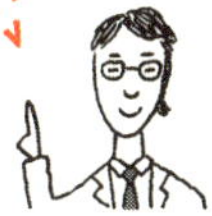

毒出し53

運のよい人と仲良くする

あなたのまわりに、なんだかいつも運がよくて、みんなに好かれていて、本人もいつも幸せそうでいきいきしている、素敵な笑顔の人はいませんか？

もしいたら、ぜひその人と仲良くなってください。その運のよさをわけてもらうことができます！　その人が魅力にあふれているコツはいったいなにか、ということが勉強になるだけではなく、そのような環境からのサポート能力（運のよさ）は波及していくものだからです。

反対に、その人の運のよさをうらやんだり、ねたんで悪口を言ったりすると、あなたの運気は下がるいっぽうになってしまいます。

あなたの負の感情が、その人の運のよさに悪く影響することはありません。それどころか、すべて自分に返ってきてしまうのです。

他にも、以下のような人がまわりにいたら、年齢や性別などを問わず、できるだけ一緒に過ごす時間を持つようにしましょう。

- 誰に対してもよい振る舞いができる人
- 平安に満ちた人
- 英知、学習、年齢、品行、忍耐、瞑想のおかげで円熟に達した人
- 円熟した人々とつき合いのある人
- 正しい行動の道に従う人
- 善なる行いをすすんで実践する人

Dr.蓮村の毒出しPoint

元気で明るく、正直で、健康で、魅力にあふれている人は、まわりの環境からのサポートを受けやすいものです。そのような人と仲良くすることは、前に進むヒントを沢山もらうことに繋がりますし、運を分けてもらうことができるので、自分のこころを成長させるための近道となります。

ただ、その人の人脈を利用するとか、お金を貸してもらおうとか、そういった邪心は負の感情になりますので、もちろんNGですよ。

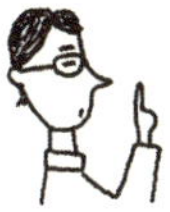

毒出し54 つき合う相手を選ぶ

私たちは、幼少のころから「誰とでも仲良くしましょう」と教わって育てられますね。しかし、この言いつけを守るのは、せいぜい中学生までで十分です。

確かに幼いころは、世の中にはどんな人がいるのか、自分との相性はどうなのかを身をもって学ぶために、限られた世界で、みんなと仲良くする必要があります。ですが、そこを卒業した私たちは、つき合う相手を選んでよいのです。

たとえばあなたに喫煙の習慣があり、健康のためにそれをやめたいと思っているとします。こういうときに、そうと知って煙草をすすめてくる人と、既に禁煙に成功している人、どちらとつき合うことがあなたにとって有効でしょうか?

あなたが成長するには、あなたのためになる相手とつき合うことです。

具体的には、以下のような人とは距離をおくことをこころがけましょう。

- 人をだましたり、傷つける人
- 本質的に喧嘩好きの人
- 欲深い人
- 残酷な人
- 気まぐれな人
- 敵を助ける人
- 他人の繁栄をうらやむ人
- 思いやりのない人

Dr.蓮村の毒出しPoint

毒をためない人生を歩んでいくためには、環境を整えることが重要なポイントです。そのために、自分のこころを成長させてくれるような相手とつき合うようにします。

うまくつき合おうとか、いい人であろうとする必要はありません。自分が快適で心地よく、自然な状態でいることができる相手を大切にしましょう。違和感や不快感がある相手とは距離をおいて構わないのです。

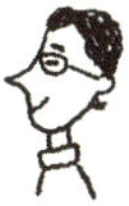

毒出し55
教わる姿勢を忘れない

あなたのまわりにはあらゆる先輩たちがいます。

ご両親をはじめ、学校の先生や会社の上司、ご近所づき合いの仲間、義理のお母さん…。自分よりも長く生き、知恵を持っている人たちの存在です。

もしかしたら、彼らのなかには、あなたとよい関係を築けない人がいるかもしれません。

自分のやりたいことに口を出してくる母親、指導する気のない上司、夫の味方ばかりしてなにかと文句を言ってくるお姑さん…。方向性の違いや納得できない攻撃に、衝突してしまいそうになることや、どうして私だけこんな目にあうのかと、悲しくなってしまうことも、ときにはあるかもしれませんね。

自分が一生懸命であればそれだけ、意見の違う目上の人の存在というのは煙たく感じやすいものです。

そんなときは視点を変えてみましょう。彼らはとてもありがたい存在です。多くの経験から学び、知識を得ている人たちなのですから。そこには必ず学びがあります。たとえ、あなたと相容れないものがあったとしても、です。

素直なこころで、敬う姿勢を忘れないようにします。彼らに教わる、学ばせてほしいという謙虚な姿勢が大切です。

相手の意見を尊重することと、自分の意見を大切にすることは、決して矛盾しませんし、両立できることです。先人たちの知恵から学んで、人生を豊かで味わい深いものにしていきましょう。

Dr.蓮村の毒出しPoint

自分よりも年配のかたや知恵のあるかたの存在に学びましょう。そのためには敬う気持ちと謙虚な姿勢が大切です。

それから、笑顔で「はい」と言うことを忘れないようにします。自分にとっておかしいなと思うようなことでも、まずは「はい」と受け入れるようにします。そうすると、相手はあなたにこころを許し、より沢山のことを教えてくれるようになります。

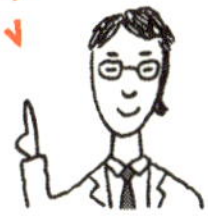

毒出し56
日記を書く

私たち人間は、1日になんと6万個の想念（考え）を思い描くのだそうです。目が覚めてすぐに、今日は寒いな、もうちょっと寝ていたい、トイレに行こうかな？　ごはんはどうしよう…など、さまざまな考えが頭のなかを走りはじめます。

これが一日中続いていくのです。しかも、そのなかの9割は昨日とほとんど変わらない内容なのです。言ってしまえば、私たちは、毎日まいにち、似たようなことを考えて人生を送っていることになります。

その膨大な想念のなかには、自分では意識してもなかなか思い起こせない記憶のようなものも混じっています。凝り固まってしまった常識や記憶が増えれば、そのぶん新しい発想やインスピレーションがわきにくくなってしまいます。

ですから、想いは積極的にアウトプットすることをおすすめします。

日記をつけてみるなど、なにか文章を書いてみましょう。今はブログやＳＭＳもありますので、表現の場所は紙にとどまりません。毎日続けようなどと意気込む必要はまったくありません。無理せず、楽しくアウトプットしましょう。

もちろん、気のおけない友人に話したり、メールや手紙を書いたりといったことでも構いません。大切なのは、こころの内側をおもてに出すことです。

こころのなかの想念は、目に見えるものではありませんから、知らず知らずのうちにたまっていってしまうもの。こころにも、部屋のように、風通しや空間をつくることを意識してみましょう。

Dr.蓮村の毒出しPoint

考えや気持ちは適度におもてに出さないと、どんどんたまっていってしまいます。目に見えないものなので、自覚も薄くなりがちですが、たまっていくと、保守的になり執着心が生まれたり、内向的でうつっぽくなってしまうことがあります。

おすすめは、日記などの文章にしてみること。文字にすると自分の考えも整理されてすっきりします。こころにも空間をつくるよう意識してみましょう。

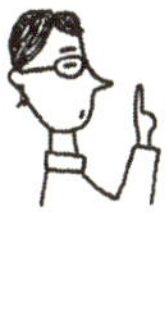

毒出し57
ネガティヴなものに触れない

テレビ、新聞、雑誌にインターネット…。日々、私たちはいろいろな情報に触れていますね。その量といったら莫大で、私たちの1日分は、江戸時代の人たちの1年分だとも言われているくらいです。

時代も不安定です。政治や経済、震災のこと、高齢化問題、年金のこと、環境のこと、放射能問題…なかなか明るいニュースがない世の中かもしれません。

しかし、だからこそ触れる情報を注意深く選別していきましょう。

日常的に接するものが私たちに与える影響は絶大。気持ちの沈むもの、不安になってしまうもの、恐怖心をあおるものなどは、私たちのこころにその種を植えつけてしまいます。なるべく距離をおくようにしましょう。

フィクションの世界でも同じです。映画にドラマ、ゲーム、小説に漫画など、殺りくが繰り返される残虐なものや、人のこころを欺《あざむ》く心理ゲームのようなものには触れないようにします。刺激的・攻撃的・批判的なものは選びません。

自分が幸福や美しさを感じられるものに接するようにしましょう。ほっとする音楽や、やさしくあたたかい映画など、自分が前に進めそうなものを選びます。すると自分のなかにその種が植えられて、幸福で調和的な質が育っていきます。

暗い問題から目をそむけろということではありません。つらいことや困難なことに出会ったとき、立ち向かってはね返すこころの土台をつくるということです。ネガティヴなこころからは、ネガティヴなものしか生まれてこないのです。

Dr.蓮村の毒出しPoint

ネガティヴなものにはある種の魅力があります。しかしそこにはまり込んでしまうと、無気力や不安定な状態、あるいは攻撃的でイライラした状態にこころが陥りやすくなってしまいます。ひどくなると抑うつなどの症状になってしまうことも。

どうぞ美しいものに触れてください。こころがやさしく安定した調和的な状態であれば、いろいろなことがスムーズに運ぶものです。

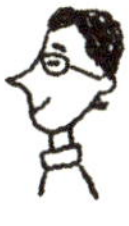

毒出し58 やさしい話しかたをする

触れるもの、取り入れるものと同じくらい、あなたから発する表現にも注意を払ってみましょう。

たとえばものの言いかたや表情です。「おはよう」という言葉を伝える方法は無限大にあります。相手の目を見て笑顔で言う、やさしいトーンの「おはよう」と、うつむきがちでぶっきらぼうな、よく聞こえない声での「おはよう」。言われて気持ちがよいのはどちらでしょうか。

これはすべての言動に当てはまります。批判的・挑発的・否定的なものの言いかたで、

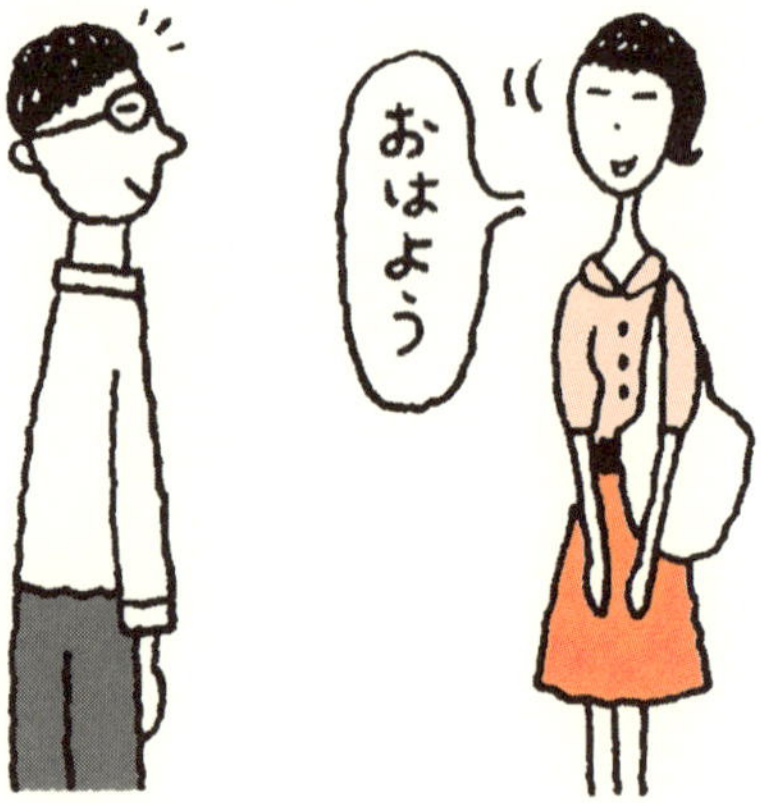

相手を不快にさせたり傷つけたりしないよう気をつけてみましょう。

これが毒出しになるの？　と不思議に思うかもしれませんね。でも、だまされたと思ってやってみてください。

あなたの状態が整っていれば、発する言葉もおだやかで美しくなります。その逆もまたしかり。美しい言動があなたをつくるのです。

Dr.蓮村の毒出しPoint

相手を傷つけずに、やさしい気持ちを持って接することは、自分のこころを成長させてくれます。

こころとからだは繋がっています。こころが成熟し、おだやかで調和的になれば、からだのバランスも整ってくるのです。

相手に対して乱暴な態度を取ることは、自分に対してそうすることと同じ。思いやりを持つことを意識してみましょう。

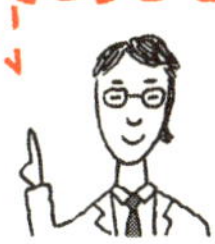

毒出し59 怒りで人を攻撃しない

怒りを感じることは決して悪いことではありません。本来、怒りは生きていくために必要なエネルギーです。

生命の危機を感じたとき、人には怒りが生まれます。幼いころを思い出してみてください。お兄ちゃんにぶたれたとき。弟に自分のおかずをとられたとき。大切な妹が、悪いやつにいじめられているとき。「なにするんだ！」と、とっさにわき起こる感情、それが怒りです。

私たちは「怒るのはよくないことだ」と言われて育てられます。しかし「それ以上の攻撃は許さない！」と防御するための怒りの感情がないと、自己を守り、成長させていくことが難しくなります。怒りはとても大切で正しいエネルギーなのです。

正しい怒りは、あくまでも大切なものを守るために起こります。ですから一瞬で終わりますし、人を傷つけることもありません。

一方で、いつまでもがみがみ言ったり、あるいは無視をしたり意地悪をしたり…人を攻撃する類いのものは「にせの怒り」です。陰にねたみや恥ずかしさ、悲しみなど、怒りとは異なるマイナスの感情がひそんでいることがほとんどです。

こういった感情がわき起こったときは、決しておもてには出さずに、おさまるまで待ちましょう。自然に浄化されていきます。にせの怒りは、攻撃してもその気持ちじたいがおさまることはありませんし、むしろ助長され、毒をため込むことになってしまいます。

Dr.蓮村の毒出しPoint

恋人と別れて悲しい、自分の子どもが公共の場で騒いでいて恥ずかしい…そういった別の感情を怒りにおき換えて、恨み言を言ったりしかりつけたりするのはいけません。なぜ自分が怒っているのか、一旦冷静になって考えてみましょう。衝動のままにその気持ちをぶつけると、エスカレートしてしまい、気持ちの毒もたまりやすくなってしまいます。本来、怒りとは一瞬で終わるものなのです。

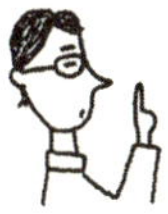

毒出し60
悲しいときはきちんと泣く

思わず泣いてしまいそうな悲しい状況のとき、あなたはどうしていますか？「みっともないから」「恥ずかしいから」「心配をかけるから」といった理由で、ぐっと涙をこらえてはいないでしょうか？

「毒出し49 オナラをがまんしない」（P164）でもお話したとおり、生理的欲求をがまんしないことは大切な毒出し行為。そのなかでも「悲しみの涙」は特別です。こらえた悲しみの涙はこころのなかにとどまり、居座り続けてしまいます。どんどんたまって限度を越えると、うつになってしまうこともあるのです。

私たちの人生には、何度も「別れ」の場面が出てきます。恋人との別れやペットとの死別といった大きなものだけではありません。あたたかい布団と別れなければ会社に出勤できません。春と別れるから、夏を迎えることができるのです。

私たちは、「別れ」があるから前に進むことができます。しかし、そのためにはきちんと悲しみ、別れの対象を手放してあげることが大切。悲しみの涙は、その手助けをしてくれる大切な行為なのです。

つまり、泣くことはこころの毒を出して、浄化をする作業なのです。部屋を掃除するようなものです。せっかく新しいベッドを買ったのに、いつまでも前の布団が敷かれている状態では、部屋にベッドを置くことができませんね。

がまんせずにしっかりと泣いて、こころをきれいな状態にしておくことは、毒出しはもちろん、道を切り開いて前に進むための秘訣なのです。

Dr.蓮村の毒出しPoint

悲しいときには、きちんと泣くことが大切。それによって、その事柄と決別することができます。ちゃんとお別れをすれば、あたらしく成長したこころで前に進むことができますが、お別れが十分でないと、いつまでもそのことがこころにとどまり続け、やがては、うつなどのこころの不調として、あらわれてしまいます。

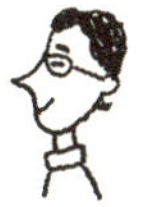

毒出し61
本当のことだけ言う

嘘をつくと、あなたのなかの生命エネルギーが減ってしまいます。

悪意からのものはもちろんですが、たとえ善意からのものであっても、嘘はいけません。よかれと思ってつく嘘ってありますよね。いわゆる社交辞令や、物事をスムーズに運ぶための気遣い、相手を傷つけたくないから…といった嘘。

どんな背景があったとしても、嘘は嘘です。真実を語るようにしましょう。

とはいえ、ダイレクトかつストレートに、ありのままの真実を話せばいいというものではありません。表現の方法は無数にあります。

たとえば、いつも文句ばかり言っている同僚から「一緒にランチに行かない？」と誘われたとします。行けば愚痴の連発とわかっていて、あなたは貴重な昼休みをそんなことに費やしたくないのですが、さて、どう断りましょうか？

答えは簡単です。「行きません」とだけ言えばいいのです。「他に予定があるから」

とか「ちょっと具合がよくなくて」などと嘘の社交辞令をつける必要はありません。

かといって「あなたの愚痴が迷惑なので」とまで言うのはやり過ぎというもの。シンプルに用件のみ述べればよいのです。

こころとからだは繋がっています。そして私たち個々の人間と宇宙全体もまた繋がっているのです。

「本当のことだけ言う」ことをこころがけてみましょう。そうすれば、正しい直感力や願いが叶いやすくなる体質、ネガティヴなものに対する免疫力、そういった環境からのギフトがもらえるようになります。

Dr.蓮村の毒出しPoint

嘘をつかないで生きていく、というのは、とてもチャレンジしがいのある毒出し法ではないでしょうか。意識してみると、今まで自分がどれだけ(よかれと思って)嘘をついていたかに驚くはずです。

正直であることは、自分のこころからからだへ、そしてまわりの環境へ、さざ波のように伝わります。そして、自分の魅力という大きなギフトとなって返ってくるのです。

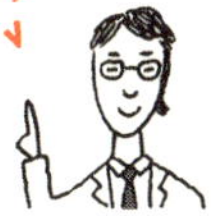

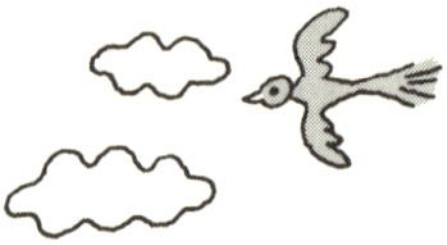

ある日の毒出し

この本の毒出し法を取り入れた1日の過ごし方例をご紹介します。
どうぞ実践するときのヒントにしてください。

●お勧めの日

6:00

毒出し❷
舌のお掃除をする⇓P28

起床と同時に洗面所に直行。前の日に食べたものや健康状態によって舌の状態が違うので、必ずチェック。

8:30

毒出し❻
軽い運動をする⇓P40

会社の一駅手前で降りて散歩がてらのウォーキング。頭がクリアになり爽快な気分に。

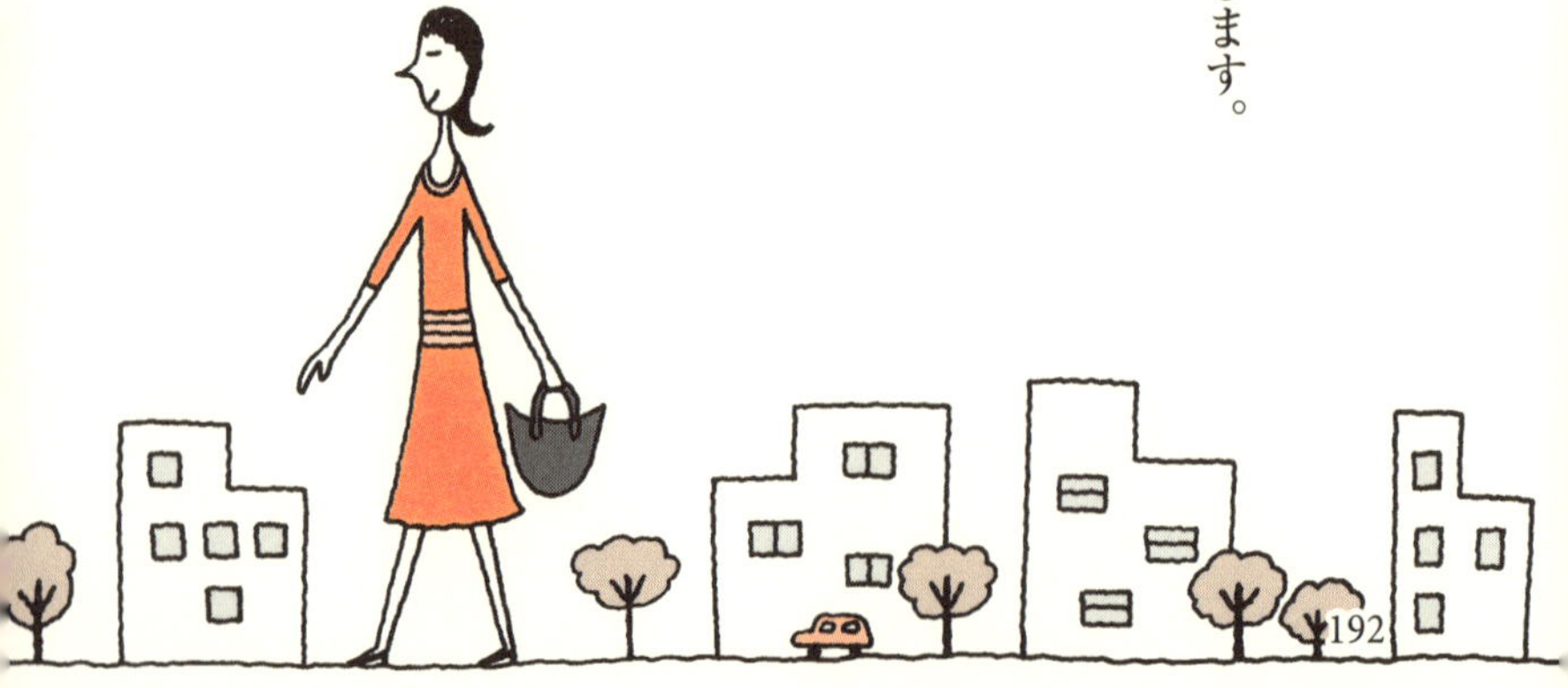

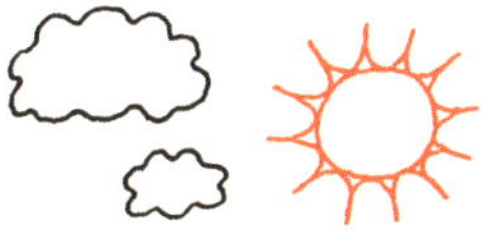

12:00

毒出し35

新鮮な野菜を食べる⇒P120

ランチは3食のなかでもっともボリュームのあるものを。オーガニック野菜と鶏肉を使ったグリルの定食は、消化もよく満足感も高い。

14:00

毒出し47

階段をつかう⇒P160

取引先に向かう移動中は、エスカレーターやエレベーターをつかわずなるべく階段で。太ももの動きを意識して。

17:00

毒出し25

おやつにドライフルーツを食べる⇒P94

仕事をもうひと頑張りしたいとき、この時間に小休止を入れると効率アップ。ハーブティーとドライフルーツでブレイクタイム。

21:30

毒出し56

日記を書く⇒P180

寝る前のリラックスタイムに、簡単な日記を。今、自分がなにを考えているかを客観的に確認できる。

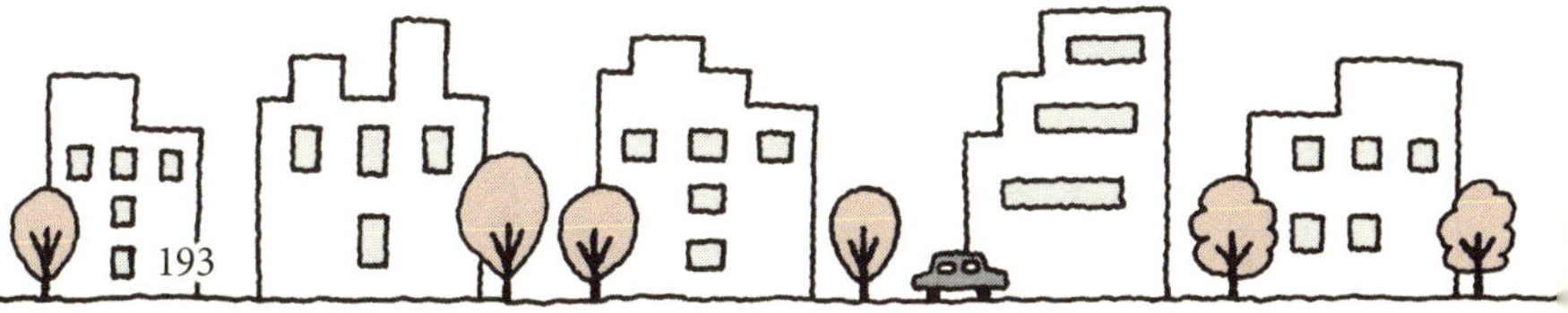

お休みの日

6:00

毒出し22

白湯を飲む⇒P84

朝は白湯を沸かすことから。1日分の量を保温ポットに入れておけば、その日いつでも飲めて安心。

7:00

毒出し30

調理にギーをつかう⇒P108

朝ごはんは、ギーで調理した新鮮野菜とあたたかいスープを。量を軽めにすることも心がけて。

10:00

毒出し44

いらないものを捨てる⇒P154

押し入れや洋服箪笥、冷蔵庫などの不用品チェックを。思いきって処分することで、こころの迷いもすっきり。

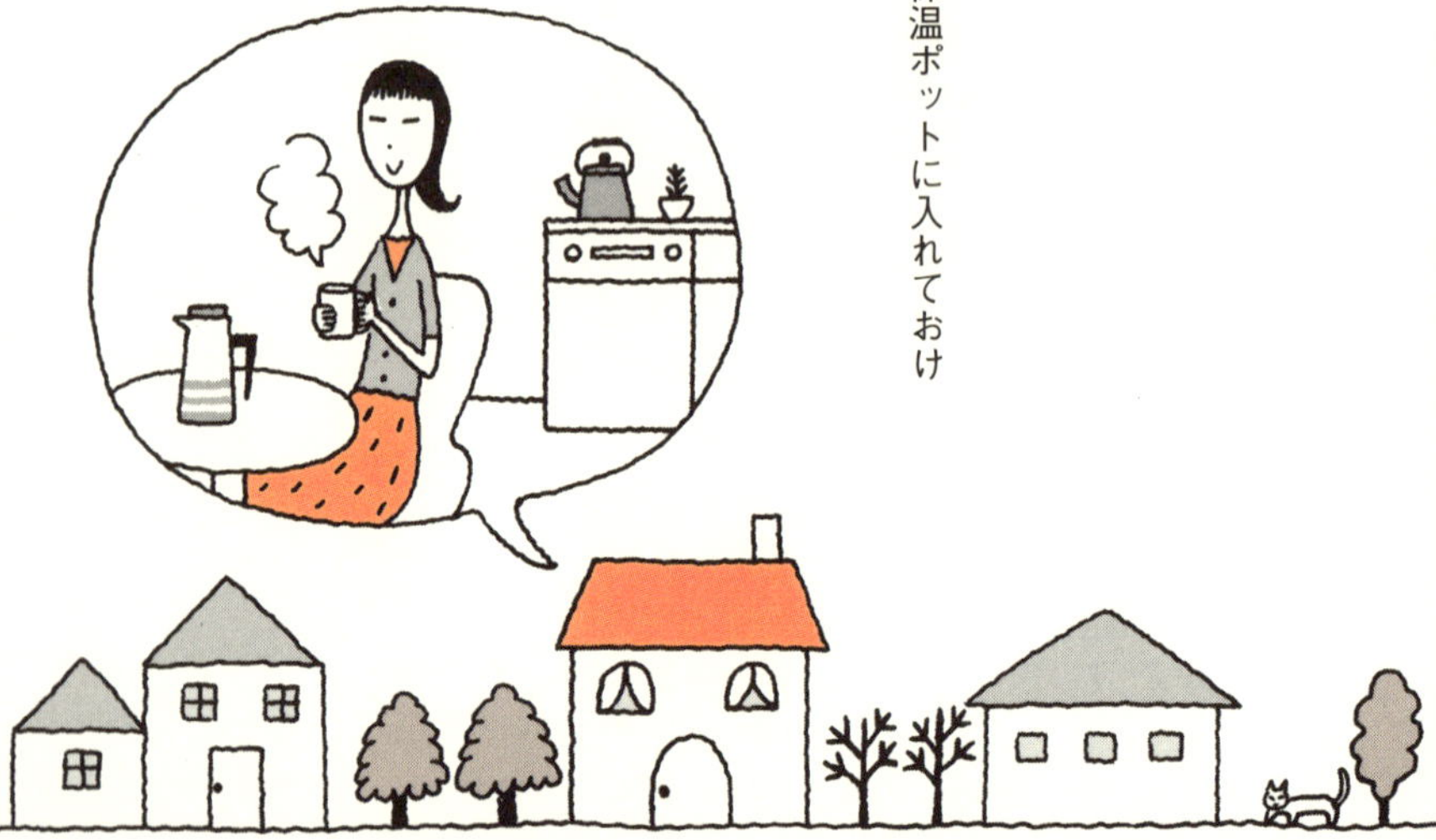

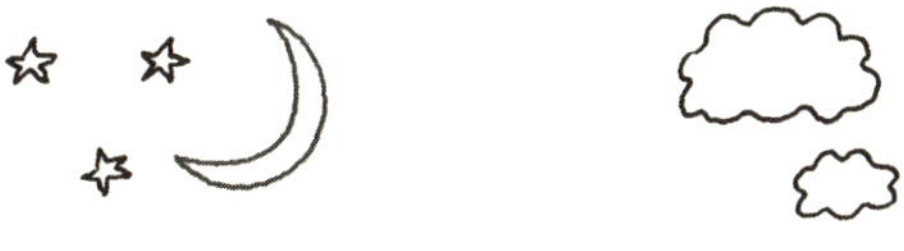

14:00

毒出し 50 全体を見て計画を立てる⇒P168

夜ごはんの献立を考えるときは、季節の旬や家族の体調を考えること。食事の時間帯や会話にも気を配って。

17:00

毒出し 41 瞑想をする⇒P140

夕方のひとときに、簡単リラックス瞑想法（P144）を。一旦いろいろなものがリセットされ、活力をチャージできる。

21:00

毒出し 18 夜21時にはモニタから離れる⇒P72

モニタに向かう時間は夜9時まで。ネットのチェックやテレビドラマはこの時間で終了と決めること。

22:00

毒出し 19 早くベッドに入る⇒P74

お休みの日でも夜更かしはNG。質のよい睡眠で、こころとからだに充実した休息を与えよう。

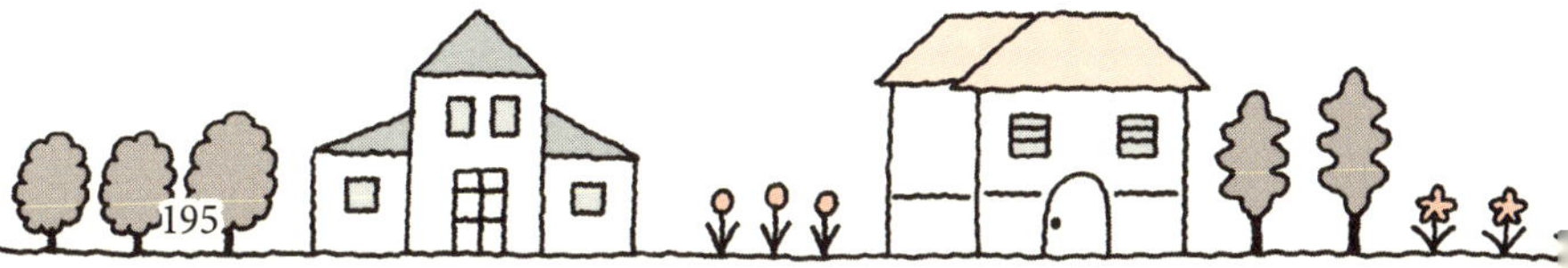

Epilogue

本物の毒出し法には、快適さがともなう

世の中には、ダイエットやデトックスをはじめ、実に様々な毒出し法が存在します。しかしその多くには、食事制限や無理な運動などの、がまんや負荷がつきもの。どこかこころとからだに無理をさせるようなものがほとんどです。

ですが、この本の毒出し法は違います。実際に試してみると、その心地よさに驚くものばかりだったはずです。

アーユルヴェーダでは「正しい行為には、必ず快適さがともなう」と考えられています。毒出しは健康のための正しい行為であり、そこに負荷や無理などの不快さは微塵もありません。また明日もやってみよう、と思えるものばかりだったのではないでしょうか。

また同時に、たとえば夜遅くまでお酒を飲むとか、夜長くお風呂に入るとか、夜更かしをしてDVDを鑑賞するなどの、今まで「ストレス解消のためと思っていた行為」が、実はからだだけでなくこころにも負担をかけ、その結果ストレスをためてしまっていたということに、気がついていただけたのではないかと思います。

毒出しを行うと、これらの「一見ストレス解消法」がてきめんに負担と感じるようになります。それは、こころとからだが健康に近づいているしるしです。

アーユルヴェーダでは「自己参照性」というものを大切にしています。自分の内側に訊く、という姿勢です。今自分が充実しているか、心地よいか、健康か、おいしいか、成長しているか、幸せか…そういうことを、自分の内側に実感として得ることが、なによりも大切であり、正しいのです。

しかし今の世の中では、その逆の「他者参照性」が重要視されます。テレビでこの健康法がよいと言われている、友達に素敵だと褒められたい、恋人に好かれたい…こういった場合は自分の内側でなく、外側に判断基準が設けられています。

他者参照性は移ろいやすく、自己参照性には確実な成長があります。毒出しをすると、自己参照性が整い、「自分に訊く」ことがたやすくなります。毒がなくなると、こころとからだが素直になり、本当に快適なものや、成長に導いてくれるものが、自分でわかるようになるからです。

毒出しは、ただのデトックスにあらず。幸福への道しるべのようなものです。あなたは、あなたのことをもっと信じてあげてよいのです。

蓮村　誠

●マハリシ・アーユルヴェーダ関連のお問い合わせ先一覧

マハリシ・アーユルヴェーダの診療を受けたいとき

医療法人社団　邦友理至会　マハリシ南青山プライムクリニック
〒107-0062　東京都港区南青山1-15-2
TEL 03-5414-7555(代)
9:30〜12:00、13:30〜17:00(自由診療、完全予約制)※月曜定休
ホームページ→http://www.hoyurishikai.com/

マハリシ・アーユルヴェーダ関連商品を購入したいとき

マハリシ・グローバル・トレーディング・ワールド・ピース株式会社
〒325-0116　栃木県那須塩原市木綿畑2263-3
TEL 0287-68-7155　FAX 0287-68-7112
Eメール→nasu@maharishi.co.jp
ホームページ→http://m-veda.jp/

マハリシ・アーユルヴェーダの瞑想(TM＝超越瞑想)を習いたいとき

マハリシ総合教育研究所
〒102-0083　東京都千代田区麹町2-10-10
パレスサイドステージホームズ麹町302
TEL 03-6272-9992　FAX 03-6272-9561
Eメール→kojimachi@maharishi.or.jp
ホームページ→http://www.maharishi.co.jp/

蓮村　誠（はすむら・まこと）

1961年生まれ。東京慈恵会医科大学卒業、医学博士。
医療法人社団　邦友理至会理事長。マハリシ南青山プライムクリニック院長。
オランダマハリシ・ヴェーダ大学、マハリシ・アーユルヴェーダ認定医。
特定非営利活動法人　ヴェーダ平和協会理事長。

東京慈恵会医科大学病理学教室および神経病理研究室勤務のあと、1992年オランダマハリシ・ヴェーダ大学、マハリシ・アーユルヴェーダ医師養成コースに参加。現在、診療に当たる傍ら全国各地での講演活動、書籍執筆、テレビ出演、雑誌の連載などマハリシ・アーユルヴェーダの普及に努める。
著書に『ファンタスティック・アーユルヴェーダ』（知玄舎）、『へこまない人は知っている』、『〈ありのまま〉の自分を磨く』（いずれも春秋社）、『毒を出す食 ためる食』、『新釈 養生訓』、『50歳から毒を出す女 ためる女』（いずれもPHP研究所）、『白湯 毒出し健康法』、『白ごま油 ぬるだけ健康法』、『もの忘れの９割は食事で治せる』、『男のからだが甦る食、老ける食』、『「こころの不調」の９割は食事で治せる』、『病気にならない「白湯」健康法』（いずれもPHP文庫）、『黄金のアーユルヴェーダセルフマッサージ』（河出書房新社）、『病院では教えてくれない不調の治し方』、『「いのち」をはぐくむアーユルヴェーダ式 毒出し完全スープ』（いずれも大和書房）、『死ぬまで男は自分を認めるな　女は幸福を諦めるな』（中央公論新社）など多数。

装幀・本文デザイン
　センドウダケイコ
イラスト
　さのまきこ
編集協力
　AYANA
編集
　荒井美穂

きょうの毒出し

著　者　蓮村 誠

編集人　寺田 文一
発行人　倉次辰男
発行所　株式会社主婦と生活社
〒104-8357　東京都中央区京橋3-5-7
編集部代表　03-3563-5194
販売部代表　03-3563-5121
生産部代表　03-3563-5125
http://www.shufu.co.jp
印刷所　共同印刷株式会社
製本所　株式会社若林製本工場

ISBN978-4-391-14181-8